분야별 전문가들의 11가지 **복제** 이야기

복제

분야별 전문가들의 11가지 복제 이야기

초판인쇄	2015년 4월 5일
초판발행	2015년 4월 10일
지은이	박상준 외
펴낸이	공홍
펴낸곳	케포이북스
출판등록	제22-3210호 주소 서울시 서초구 반포대로14길 71, 302호(서초동)
전화	02-521-7840
팩스	02-6442-7840
전자우편	kephoibooks@naver.com

값 12,000원

ISBN 978-89-94519-54-8 03040

ⓒ 박상준 외, 2015

잘못된 책은 바꾸어드립니다. 이 책은 저작권법의 보호를 받는 저작물이므로 무단전재와 복제를 금하며, 이 책의 전부 또는 일부를 이용하려면반드시 사전에 저작권자와 케포이북스의 동의를 받아야 합니다.

COPY
CLONING

분야별 전문가들의 11가지 **복제** 이야기

복제

REPRO

이헌주 송영민 정성준 박상준 우정아 오길영 강양구 마은정 김기흥 김상욱 김진택

DUCTION

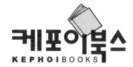

머리말 | 복제를 이야기하다

　20세기 말의 생명복제에 이어 요즈음 3D 프린팅 기술이 보급되기 시작하면서 '복제'의 문제가 다시 관심을 끌고 있다. 생물학에서의 복제 기술 발전이 초래한 본질적인 문제들이 충분히 논의되고 해결되기도 전에, 공학에서의 복제 기술이 가져오리라 예견되는 장밋빛 청사진이 널리 유포되고 있다. 다른 모든 기술들도 그러하지만 복제 기술의 발전은 사회의 양상은 물론이요 인간의 존재 자체에 심대한 변화를 가져올 것이다. 생명복제나 바이오 프린팅처럼 인간을 대상으로 하는 복제가 상용화되는 시대의 인류가 어떤 삶을 살게 될지는 예단하기조차 어렵다.
　이러한 상황을 어떻게 슬기롭게 헤쳐 나아갈 것인가라는 문제의식에서 이 책이 구상되었다. 문명의 발전을 이루는 데 있어 과학과 기술의 발달이 행한 막대한 역할을 생각할 때, 최근의 복제 기술에 대한 우리의 태도가 그것을 마냥 경계하고 배척하는 것일 수는 없다. 그렇다고 해서 무비판적으로 받아들이는 것 또한 그러한 기술의 현실화·상용화 이후의 삶에 대한 무책임한 방관으로서 용납될 수 없다.
　우리가 선택해야 할 길은 한 가지로 보인다. 예측하기 어려울 정도로 큰 변화를 가져올 이러한 기술의 발전을 좀 더 여유롭게 대하면서 이에 대한 각 분야 전문가들의 의견이 교환되는 공론의 장을 마련해 볼 필요가 있다. 복제 기술의 변화를 보다 폭넓은 사회문화적 맥락에서 살펴봄으로써 그에 대한 온당한 이해를 마련하고, 사실상 여러 분야에서 다양하게 진행되어 온 복제 자체를 역사적 맥락에서 성찰함으로써 새로운 기술의 올바른 활용 방안을 모색해 보는 것이다.

이를 위해서 이 책에서는, 인문학에서 공학에 이르기까지 현대사회의 거의 모든 학문분야에 걸쳐 필진을 구성하였다. 바이오 3D 프린팅과 바이오 미메틱스 분야의 공학자들부터 의학, 생명과학, 문학, 미술사, 미학, 과학사회학에서 양자역학에 이르는 다양한 분야의 전문가들이 뭉쳤다. 우리의 바람은 두 가지이다. 복제에 대한 다학제적인(interdisciplinary) 이해의 확산을 통해 인류 문화에서의 복제의 양상을 두루 확인하는 것이 첫째요, 바로 그러한 바탕 위에서, 최근 부상하고 있는 과학과 공학에서의 복제에 대한 기본적인 이해와 더불어 그러한 복제가 갖는 근본적인 의미를 심층적으로 짚어 보는 장을 마련하는 것이 둘째다.

이상 두 가지를 위해 이 책은 1, 2부로 구성되었다. 1부를 이루는 글들을 통해 우리들 사이의 상호이해가 증진되었음은 물론이다. 그것만으로도 미진하여 몇몇 전문가들이 따로 모여 다양한 시각으로 다양한 층위에 걸쳐 복제에 대해 이야기하는 자리를 갖기도 했다. 그 성과가 2부의 좌담회이다. 이 자체가 당장 큰 의미를 가질 수는 없겠지만, 복제의 시대 그리고 복제 이후를 준비해야 하는 우리 모두에게 작은 발판이 될 수는 있을 것이다.

　이런 의미에서 이 책은 긴 장정의 첫걸음이요, 생산적인 논의의 장을 위한 마중물에 해당된다. 이 책을 통해, 복제와 관련된 연구를 해 온 각 분야의 보다 많은 전문가들의 상호 이해가 두텁게 될 수 있을 것이며, 독자들 또한 복제의 오랜 역사와 다양한 양상을 새삼 자각하고 복제가 가져온 변화들의 효과와 의미에 대해 폭넓게 사고하는 경험을 공유할 수 있을 것이다. 이에 더하여 문화와 기술, 예술과 과학을 아울러 생각하는 융합적·창조적 정신 또한 함양되리라고 기대한다. 궁극적으로는, 새롭게 부상하는 복제기술에 따른 미래 사회의 변화에 대해 우리 사회가 생산적으로 논의하는 일이 좀 더 용이해질 것이라고도 믿고 기대한다. 이 작은 책이 세상에 나아가 그러한 논의의 바탕이자 초석 역할을 하게 된다면, 필자들 모두에게 그 이상의 보상이 없을 것이다.

　이 책은 크게 두 부분, 작게는 다섯 파트로 이루어져 있다.

　1부에 실린 열한 편의 글은 복제가 얼마나 다양한 분야에서 행해지고 있는지 따라서 복제란 얼마나 복합적인 것인지를 새삼 깨닫게 해 준다. 앞서 말했듯이 이 글들의 제재와 분야는 여러 갈래의 공학은 물론이요 예술과 대중문화를 끌어안는 데서도 그치지 않고 인문학과 사회과학, 자연과학에까지 걸쳐 있다. 몇몇 쟁점에서는 서로 상충되기도 하는 이들 다양한 논의를 통해서, 복제에 관련된 거의 모든 것을 압축적으로 받아들이는 놀라운 경험을 해 볼 수 있다.

1장 '복제 공학의 세계'는 최근 주목을 끌고 있는 복제 기술들을 폭넓게 소개하여 최첨단 공학에 대한 우리의 이해와 안목을 넓혀 주는 글들로 이루어져 있다. 이헌주의 「생체조직 및 장기 복제를 위한 바이오 3D 프린팅 기술」은 생체 3D 프린팅 기술의 역사와 종류, 조작 방식 및 적용 사례를 소개하면서 이것이 인간의 복지와 행복한 삶을 위해 중요한 기술이 되리라 기대하고 있다. 송영민의 「생체모방(biomimetics) – 복제와의 경계」는 생체모방 기술이 인류의 역사를 통해 여러 분야에서 지속적으로 이용되어 왔음을 지적하고 곤충 눈 모방 연구와 보호색 연구를 통해 생체모방의 최신 기술을 알려 준다. 정성준의 「반도체 복제」는 D램과 OLED 디스플레이를 제작하는 포토리소그래피, 프린팅 기술을 구체적으로 소개하고 이러한 기술의 연장선상에 3D 바이오 프린팅이 있음을 알려줌으로써 복제 공학이 얼마나 넓고 친숙한 것인지를 일깨워 준다.

2장 '확장하는 복제 혹은 복제의 기원'은 복제의 또 다른 줄기를 이루는 예술 분야 글들로 구성되어 복제가 공학적인 기술의 문제에 그치지 않음을 생각하게 한다. 박상준의 「재현의 미학 – 특수성 차원의 세계 복제」는 문학에서 복제가 문제되는 경우들을 소개한 뒤 특수성 차원에서 행해지는 문학예술적 복제로서의 재현(representation)의 원리와 양상을 살피고 이를 통해 복제가 원본의 본질이나 참모습을 이해하는 것이기도 하다는 점을 알려 준다. 우정아의 「기계적 복제 시대의 저자 – 마르셀 뒤샹의

〈샘〉과 복제품의 오리지낼리티」는 뒤샹의 〈샘〉과 그 복제품에 관련된 흥미진진한 미술사를 통해 복제품이 오리지널과 맺는 복합적인 관계를 지적하고, 그 연장선상에서 미술 생산 구조 및 미술가의 지위에 일어난 변화를 알려 준다. 오길영의 「기술미학과 복제」는 〈트랜스포머〉와 〈아바타〉에 주목하여 원본과 복제물의 이분법이 붕괴된 기술융합 시대에 우리가 살고 있음을 지적하고, 이미지가 더 이상 복제가 아니라 현실이 된 상황에서 새롭게 발견되는 인간 본성, 재현과 복제의 문제의식 너머에 있는 기술 미학을 환기시키고 있다.

3장 '복제의 욕망, 복제의 지평'에 수록된 글들은 이공계 학계와 산업계, 문화의 제 층위에서 이루어지는 복제의 바탕에 깔려 있는 욕망과 사회적 의미를 일깨워 주는 글들로 구성되어 있다. 강양구의 「생명복제, 세 가지 욕망의 교차점」은 생명복제의 메커니즘을 소개한 후 생명복제 기술의 전개과정에서 제시된 질병 치료, 슬픔 치유, 장기 제공의 희망찬 메시지 아래에 깔려 있는 욕망을 지적함으로써 복제 기술의 발전에 대해 우리가 준비해야 할 것을 일깨우고 있다. 마은정의 「리버스 엔지니어링(Reverse Engineering) - 복제인간, 혁신적 창작인가?」는 컴퓨터 및 소프트웨어 산업과 의약학 분야에서의 리버스 엔지니어링 사례들을 소개하고, 리버스 엔지니어링을 이용한 기술복제가 가져올 새로운 가능성에 눈을 돌리게 해 준다. 김기홍의 「복제와 사회적 변동」은 복제양 돌리 이래의 생명복제 기술에 대한 환호가 복제에 대한 1970년대의 우려와 선명히 대조되는 현상이라는 점을 알려 주면서, 이러한 변화의 바탕에 깔려 있는 사람들의 인식 변화를 복제와 원본의 관계에 대한 태도를 통해 지적해 주고 있다.

4장 '복제의 문제 그 너머의 가능성'은 복제의 물리적 가능성과 복제 수용의 철학적 적절성을 근본적으로 문제시하면서 복제의 시대를 어떻게 헤쳐 나아가야 할지에 대해 고민하게 하는 글 두 편으로 이루어져 있다. 김상욱의 「너희가 복제를 믿느냐? - 복제의 양자역학」은 원자와 그 내부 차원에서 복제의 개념을 새롭게 생각하게 하면서 복제불가정리를 포함하여 양자역학의 중요 개념을 재미있게 설명해 주고, 양자상태에서의 복제 불가능성과 생명의 본질로서의 복제 능력이라는 일견 모순되어 보이는 문제로 이끌며 복제에 대한 우리의 사유를 확장시켜 준다. 김진택의 「복제와 시뮬라크르의 냉소를 극복하는 실존의 미학을 찾아서」는 실제와 가상의 경계가 모호해진 총체적 시뮬라크르(simulacre)의 현실, 가상이 실재보다 더 가치를 획득하는 초과현실의 상황을 설명해 준 뒤, 이러한 사회에서 의미의 내파와 소통의 부재를 지적하는 냉소적인 태도를 넘어 사물과 존재와의 생성의 영역을 꾸려가는 실존을 지향해야 함을 역설하고 있다.

2부 '복제의 변주, 그리고 경계 너머'는 서로 전공을 달리하는 다섯 명의 전문가들이 복제에 관련된 다양한 이야기들을 자유롭게 펼쳐 낸 좌담이다. 과학사회학, 양자역학, 미학, 문학, 공학을 연구하는 전문가들이 모여, 복제란 무엇인지 그것이 가능하기는 한 것인지부터 시작하여, 사회문화 각 분야에서 실제로 행해지는 다양한 복제들의 양상을 확인하고 그 의미에 대해 자유로운 논의를 펼쳐 보았다.

인류의 문명 자체가 복제라는 인식, 인간 존재를 가능케 한 것이 복제 본능이라는 생각, 복제에 내장된 인식 욕망, 현대사회에 들어 한층 강화된 복제 상황에 대처하는 방안, 복제물과 원본이 상통한다는 의식, 복제 너머(beyond)의 상황을 살아내야 한다는 문제의식 등, 개개인으로서는 생각지 못했던 통찰들을 얻어낸 것이 좌담의 성과요 의의라 할 수 있다. 좌담 상황을 생생하게 정리함으로써 독자들 또한 현장감을 느끼며 자유로운 사유의 잔치에 동참할 수 있도록 했다.

한 권의 책을 내는 것은 언제나 뜻깊은 일이지만, 지금처럼 여러 필자를 모셔서 한 가지 주제에 대한 다채로운 향연을 엮어 보니 감회가 한층 새롭다. 모두들 분주하신 중에 촉박한 일정에도 불구하고 기꺼이 원고를 써 주신 데 대해 이 자리를 빌려 깊은 감사의 말씀을 드린다. 2부의 좌담회를 마련하는 데 아태이론물리센터(APCTP)의 적극적인 후원이 있었음을 특별히 밝혀 둔다. 좌담회의 기록, 정리는 물론이요 열한 편의 글들을 잘 갈무리하여 멋진 책으로 출간해 주신 케포이북스의 담당 선생님들 그리고 공홍 대표께도 심심한 사의를 표한다.

2015년 봄 포스텍에서
필자를 대표하여 박상준

차례

머리말 : 복제를 이야기하다_ 박상준   5

제1부 복제의 열한 가지 빛깔

1장_ 복제 공학의 세계

이헌주 **생체조직 및 장기 복제를 위한 바이오 3D 프린팅 기술**   19

송영민 **생체모방**(biomimetics)   32
　　　　복제와의 경계

정성준 **반도체 복제**   45

2장_ 확장하는 복제 혹은 복제의 기원

박상준 **재현의 미학**   61
　　　　특수성 차원의 세계 복제

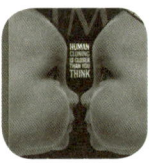

우정아 **기계적 복제 시대의 저자**   73
　　　　마르셀 뒤샹의 〈샘〉과 복제품의 오리지낼리티

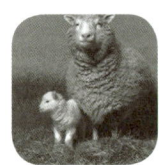

오길영 **기술미학과 복제**   86

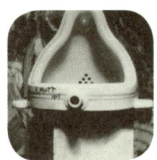

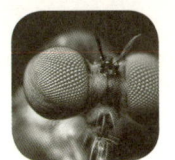
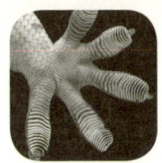
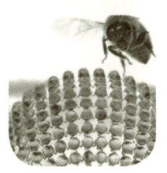

3장_ 복제의 욕망, 복제의 지평

강양구 **생명복제, 세 가지 욕망의 교차점** 101

마은정 **리버스 엔지니어링**(Reverse Engineering) 116
복제인가, 혁신적 창작인가?

김기흥 **복제와 사회적 변동** 129

4장_ 복제의 문제 그 너머의 가능성

김상욱 **너희가 복제를 믿느냐?** 147
복제의 양자역학

김진택 **복제와 시뮬라크르의 냉소를 극복하는 실존의 미학을 찾아서** 159

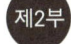 **좌담 : 복제의 변주, 그리고 경계 너머** 177
이명현(사회), 김기흥, 김상욱, 김진택, 박상준, 송영민

필자 소개 232
자료 출처 235

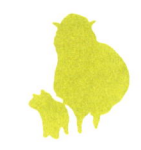

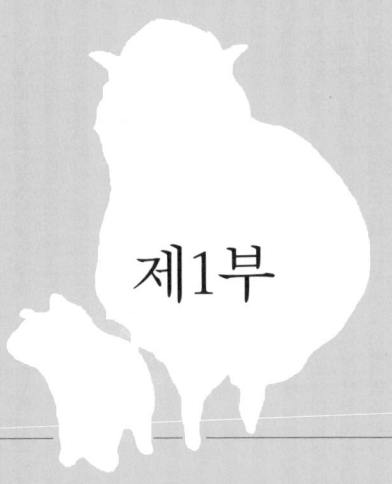

제1부

복제의
열한 가지
빛깔

1장

복제 공학의 세계

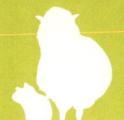

생체조직 및 장기 복제를 위한 바이오 3D 프린팅 기술

이현주

개요

외상(外傷)으로 인한 조직(Tissue)이나 장기(Organ)의 손상, 혹은 병에 걸려 수술로 제거해버린 인체조직을 대체할 인공조직이나 인공장기에 대한 기술은 지난 수십 년 동안 비약적인 발전을 해왔고, 그 동안 여러 가지 방법으로 이식(移植)이나 치료를 통해서 인간장기의 기능보조(機能補租)에 이용되어 왔다. 인공심장은 혈액을 계속적으로 순환시켜 주는 기능을, 인공관절은 몸을 지탱하고 움직일 수 있는 기능을, 인공피부는 손상된 피부조직을 대신하여 그 기능을 수행할 수 있도록 설계되고 적용된 기능보조 인공장기의 한 예라 할 수 있다. 그러나 최근에는 이러한 기능보조(機能補租)에서 한 걸음 더 나아가 기능치환(機能置換)을 가능하게 하는 일을 목표로 재생장기나 대용장기가 되는 인공조직/장기의 연구개발이 활발히 진행되고 있다.

인공장기는 그 개발 순서에 따라, 크게 세 가지 종류로 분류할 수 있는데, 기계장치 등을 이용하여 특수 장기의 기능성을 재현하는 문자 그대로의 인공장기, 재생의학(Tissue Engineering)으로부터 만들어지는 재생장기, 모든 장기를 하나의 세포로부터 배양하여 특정 조직이나 장기를 생산하는 인공장기로 나눌 수 있다. 이들 세 종류의 인공장기는 대부분 대략적인 순서에 따라 과거, 현재, 미래의 인공장기로 단계적인 연구 개발 및 실용화가 진행되고 있다.

그러나 최근 줄기세포를 이용한 자가 세포복제기술과 3D 프린팅과 같은 맞춤형 3차원 형상구현 기술이 소개되고 연구가 진행됨에 따라, 지지체(Scaffold)를 제작하고 세포를 배양하여 인체 대체 물질로 사용하려는 시도가 진행 중에 있다. 실제로, 환자 자신의 몸에서 필요한 조직을 분리하여 세포를 배양한 다음 생체재료에 심어 일정기간 체외 배양한 후, 체내로 이식하는 방식으로, 1980년대 미국 매사추세츠 공과대학(MIT)에서 화상환자를 위한 인공피부를 제작한 적이 있으며, 조직공학(Tissue Engineering)과 함께 생체조형기술(Bio-fabrication)이라는 새로운 학문으로 부각되기 시작하면서 활발한 연구가 진행되고 있다. 이러한 방식은 줄기세포를 이용하여 체외에서 생체조직과 장기를 만든 후 이식함으로써 인간복제에서 일어날 수 있는 윤리적, 사회적 문제를 극복할 수 있기에 더더욱 관심이 집중되고 있다.

여기서 한 걸음 더 나아가, 생체재료나 살아있는 세포를 이용하여 인공 조직이나 장기를 직접 3D 프린터를 이용하여 제작하려는 생체 3D 프린팅(Bio 3D Printing) 기술도 한창 연구 중에 있다. 아직까지는 실제 장기와 유사한 형상과 기능을 함께 갖는 인공장기의 제작까지는 해결해야 할 문제들이 많이 남아있지만, 본서에서는 생체 3D 프린팅(Bio 3D Printing)의 역사 및 기술 현황, 적용사례, 문제점 및 추후 연구방향 등에 대해 소개하고자 한다.

생체 3D 프린팅(Bio 3D Printing)이란?

생체조형기술(bio-fabrication)이라고 하면, 다양한 물질의 생체적합 소재 혹은 생체 재료로 만들어진 지지체(scaffold)에 조직을 이룰 수 있는 세포를 배양하여, 화학적/기계적으로 동일한 기능을 하도록 인공으로 생체 조직이나 장기를 만드는 기술을 말한다. 생체조형기술은 인공피부 개발을 시작으로 뼈, 연골과 같은 구조적 장기와 혈관, 간, 신경 조직과 같은 기능적 장기를 중심으로 활발한 연구가 이루어지고 빠르게 발전되어 왔다. 그동안 지지체에 사용되는 물질은 구조용 장기에는 타이타늄, 타이타늄 - 알루미늄 - 바나듐 합금, 코발트 - 크롬 합금, 스테인리스 스틸 등의 금속 소재가, 기능적 장기에는 콜라겐(collagen), 알부민(albumin), 아미노

산(poly-amino acid) 등 단백질과 단백질을 기초로 하는 고분자, 셀룰로오스(cellulose), 아가로스(agarose), 알지네이트(alginate), 헤파린(heparin), 히아루론산(hyaluronic acid), 키토산(chitosan) 등이 사용되어 왔다.

그러나, 조직공학의 최종 목표는 기계적·생물학적으로도 신체 장기와 유사한 장기의 개발에 있기 때문에, 지지체 자체도 조직세포를 포함하거나 조직세포로 이루어진 인공조직, 인공장기의 개발을 목표로 소구경 인공혈관, 인공피부, 인공기관, 인공간 등을 개발하려는 움직임이 있다. 이를 위해, 지지체를 형성하는 단계에 있어서, 3D 프린팅 기법을 이용하게 되었고, 하이드로젤에 살아있는 세포를 섞어서 3차원 구조를 조형할 수 있는 바이오 잉크의 개발도 활발히 이루어지고 있다. 이에, 기존의 다양한 (금속, 비금속, 폴리머, 천연 소재 등) 소재의 지지체와 구별되는, 살아있는 세포를 이용하여 지지체를 형성하고, 세포를 배양하여 기능성을 갖는 인공장기의 제작 방법을 통틀어 생체 3D 프린팅(Bio 3D Printing)이라 할 수 있다.

현재 시도되고 있는 '생체 3D 프린팅'의 한 예로, 사고나 수술로 인해 유방이 제거된 환자를 위한 가슴복원술이 있다. 그림 1에서 보듯이, 제거 전의 환자 가슴의 엑스선 전산화 단층 촬영(X-ray computed tomography) 또는 컴퓨터 단층 촬영(Computer tomography, CT) 데이터로부터 정확한 3차원 형상을 얻고, 이를 바탕으로 복구하고자 하는 가슴의 형상을 완성한 뒤, 본인의 줄기세포로부터 분화된 지방, 혈관, 신경 조직을 포함하는 바

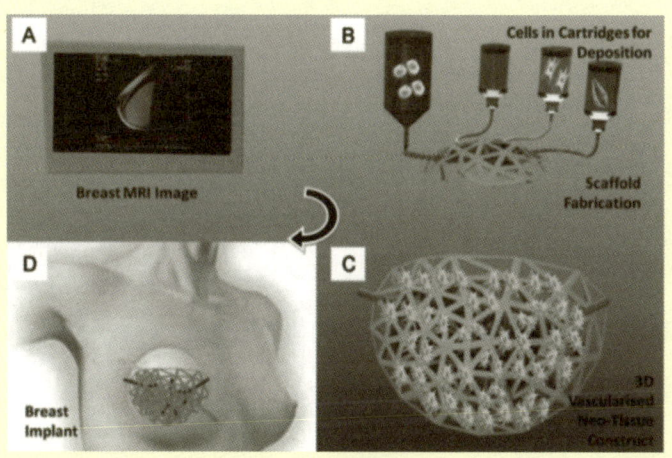

그림 1
사고나 수술로 유방이 제거된 환자의 가슴 복구를 위한 '바이오 3D 프린팅'의 개략도

이오 잉크를 사용하여, 각 조직 세포가 살아서 기능을 하는 인공 가슴을 만든 후, 인체에 삽입하여 가슴을 복원하고자 하는 개념이다.

생체 3D 프린팅의 역사

불과 수년 전부터 조금씩 조심스럽게 시작되고 있는 생체 3D 프린팅의 역사는 그리 길지 않다. 이는 조직공학, 줄기세포 배양기술, 3D 프린팅 기술이 모두 융합된 기술이기 때문에, 그 역사의 모태를 찾아간다면, 인공피부, 세포 배양 잉크젯 프린팅 기술의 개발까지 거슬러 올라 갈 수 있을 것이다. 생체 3D 프린팅 기술은 2010년대에서야 조직 세포가 살아있는 바이오 잉크, 이를 이용한 3D 프린팅 기법, 프린팅된 조직 세포의 배양 및 인체 삽입 기술이 모두 함께 발전되면서 가능해진 기술이라고 할 수 있다. 그러나, 생체 3D 프린팅 기술이 아직은 생체 기관이나 장기를 제조할 수 있는 수준에는 못 미치기 때문에, 적층 조직 가공법(Additive tissue manufacturing)이라고 불리기도 한다. 그림 2를 보면 생체 3D 프린팅의 발전 방향은 1960년대 잉크젯 프린터 및 세포분리 기술이 태동이 되어, 3차원 프린팅 기술 및 바이오 잉크개발과 함께 발전하여, 머지않아 바야흐로 적층 조직 가공법의 시대가 도달할 것으로 예측된다.

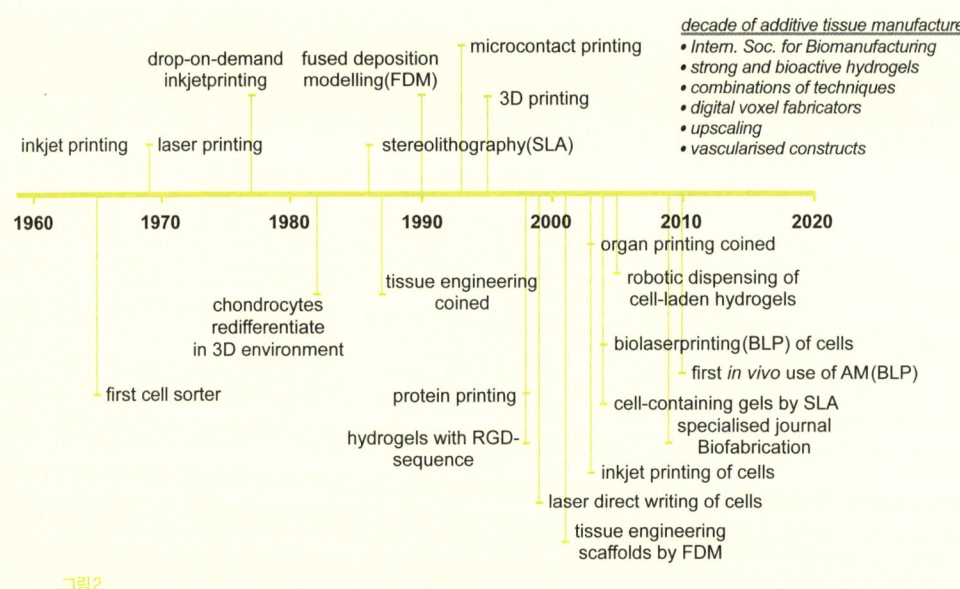

그림2
3차원 프린팅 기술 및 조직공학의 발전으로 가능해진 '바이오 3D 프린팅' 기술

생체 3D 프린팅의 종류

앞서 구분한 것과 같이, 생체조형기술(bio-fabrication)에 응용하기위해 시도된 3D 프린팅 기술로는 ① 생체접합성 플라스틱을 용융하여 플라스틱 지지체를 제작하는 용착조형공정법(FDM), ② 금속, 세라믹 등의 소재로 된 구조지지용 인체 삽입용 임플란트 제작을 위한 선택적 레이저소결법(SLS)이나 직접금속레이져소결법(DMLS) 등이 길게는 이십 년 짧게는 수년 전부터 연구되어 사용되고 있다. 본격적인 생체 3D 프린팅으로써 살아있는 세포조직을 지지체에 담지(擔持)하여 배양이 가능하게끔 이끌어준 기술로는 ③ 하이드로젤 기반 바이오 잉크를 이용한 3차원 프린팅 기술이라고 할 수 있다. 이는, 살아있는 조직 세포를 포함한 3차원 프린팅 기술로 두 가지 이상의 생체재료, 조직 세포, 지지체 등을 한 번에 출력해 낼 수 있다는 장점이 있는데, 그 용도 및 세포에 따라 각기 다른 분사 방식을 갖는다. 그림 3에서 보는 것과 같이, 크게 세 가지로 구분할 수 있다 ― 레이저를 이용하여 순간적인 펄스에너지로 세포를 분사하는 방식, 잉크젯 프린팅을 이용한 분사방식, 유압이나 기계적으로 압력을 가해 분사시켜 주는 방식. 각기 방식에 따른 장단점이 있는데, 레이저를 이용한 방식은 치수 정밀도가 1마이크로미터 이하이며, 다른 방식이 갖는 막힘 현상(Clogging)이 없다는 장점이 있으나, 밀리미터나 센티미터 단위의 커다란 구조체 제작시 시간이 많이 걸리는 단점이 있다. 잉크젯 프린팅 방식은 가장 오래된 기술 중에 하나이어서, 위치제어나 바이오 잉크 개발에 필

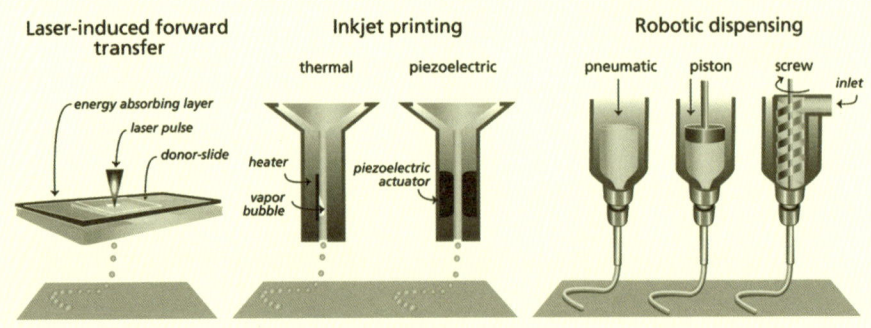

그림3
살아있는 조직세포의 출력을 위한 다양한 분사 방식

요한 기반 기술이 풍부하여, 손쉽게 이용되는 기술이나, 앞서 언급한 막힘현상(Clogging)이 심하고, 이에 따른 노즐의 교체가 필요하다. 최근에는 치수 정밀도가 1마이크로미터까지 내려 갔으며, 1~100피코리터의 소량의 잉크가 사용되기 때문에, 바이오 잉크의 사용 단가를 줄일 수 있다. 유압에 의한 분사 방식은, 막힘 현상이 거의 없고, 치수 정밀도가 200마이크로미터 내외이며, 조형 속도가 빠르다는 특징을 갖는다. 보통 세포의 종류나 크기, 바이오 잉크의 점성에 따라 적당한 분사방법을 선택하게 되는데, 인체 삽입용 인공장기의 경우 복잡하면서도 여러 가지 세포로 이루어져 있고, 신경 및 혈관이 포함되는 세밀한 구조체이기 때문에, 앞서 그림 1에서 본 바와 같이, 커다란 구조체는 유압방식의 프린터를 사용하고, 사이사이에 잉크젯 방식이나 레이저 분사 방식을 이용하는 하이브리드 형태의 '원 - 프로세스(One-process)' 방식의 프린터를 개발하려는 연구가 진행 중에 있다.

생체 3D 프린팅 기술

기존 3D 프린팅과 마찬가지로, 생체 3D 프린팅에 있어서도 소재, 시스템, 응용의 세 가지 요소가 매우 유기적인 관계에 있기 때문에, 적절한 응용처에 따른 소재 및 시스템의 공동연구가 매우 중요한 분야로 융합기술의 대표적인 예라고 할 수 있다. 바이오 잉크 기반 3D 프린팅은 조직 세포를 포함하는 하이드로젤 바이오 잉크와 이에 상응하는 3D 프린팅 기술이 함께 개발되어야 한다. 특히, 살아있는 세포를 사용하면서, 3차원으로 조형이 가능해야 하기 때문에 각 조직세포에 따른 하이드로젤의 종류 및 물성에 따른 프린팅 시스템의 설계에 있어서 생화학, 기계, 화학, 재료 등의 다양한 분야의 전문지식이 필요하다.

한 예로, 합성된 하이드로젤의 점성에 따라, 노즐을 통해 분사할 수 있

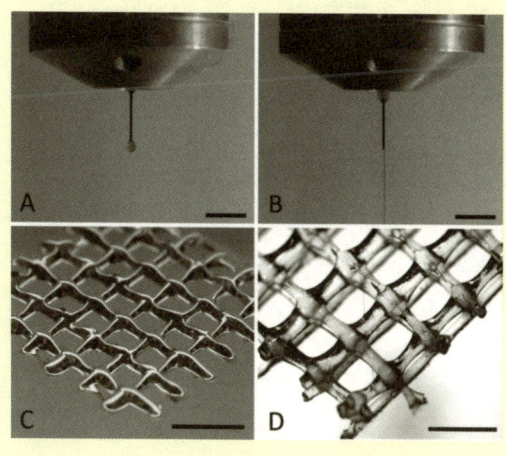

그림4
바이오 잉크의 점성(높음 A, 낮음 B)에 따른 출력물 모습(C, D). 치수선은 5mm, 2mm

는 세포 및 조형 형상이 달라지게 되는데, 그림 4의 A 같은 경우, 점성을 위한 첨가제가 포함되지 않은 경우의 노즐 끝에 액적이 붙어 있는 것을 보여준다. 이때, 세포의 특성이나 생존을 위협하지 않는 범위 내에서 갖가지 잉크 안정제를 섞어 주면, 그림 4의 D와 같이 안정적으로 3차원 형상을 조형할 수 있음을 알 수 있다.

또 다른 변수로는, 하이드로젤 형태의 바이오 잉크가 분사된 후, 결합이 되었을 때, 3차원 형상 내에서 조직세포가 서로서로 잘 결합되어야, 생존율도 높이고, 원하는 기능을 갖는 조직으로 형성된다. 그러나, 잉크젯 방식이나 유압 방식에 의한 바이오 잉크의 분사의 경우, 분사 시 얇은 노즐을 통과할 때, 꼬여있던 고분자 구조가 일자(一字) 형태로 펴지듯이, 조직세포 또한 형태의 변형이 일어날 수 있는데, 이러한 변형과 이후 복원 등에 대해서도 고려해서 바이오 잉크와 시스템을 구성해야 한다.

이 외에도, 조직 세포의 생존 기간에 따른 시스템 구성, 복합소재를 사용할 경우 소재 간 결합력, 희생구조체의 사용에 따른 제거 공정, 세균 등의 오염물질로부터 보호할 수 있는 시스템 구성까지 다양한 문제점을 해결해야 하는 기술이기 때문에 아직은 여러 분야의 연구자들의 관심과 공동연구가 필요한 기술이라 할 수 있다.

적용 사례

앞서 말한, 지지체에 조직세포를 배양하는 기술(bio-fabrication)은 이미 여러 나라 수많은 연구진들에 의해 연구가 진행되어 왔고 일부는 이미 상용화 되었다. 그러나, 차세대 바이오 3D 프린팅 기술은 아직 태동기에 머물고 있다. 최근 스코틀랜드의 한 연구진에 인간 줄기세포(hESCs)를 이용한 유압조절 방식 3D 프린팅으로 출력된 세포의 70% 이상이 3일 이상 생존율을 보였는데, 이는 일반적인 세포의 수명과 거의 같았다. 중국의 화중(Huazhong)과학기술대학의 쑤밍엔(Xu Mingen) 교수팀은 신장세포를 이용한 인공 신장을 3D 프린팅으로 조형하여 4개월 이상 조직세포를 성장시키는 데 성공했다고 한다.

문제점 및 발전방향

바이오 3D 프린팅의 가장 큰 장점은, 개인의 신체구조나 특성에 따라 맞춤형으로 자기 자신의 줄기세포를 이용하여, 거부반응이 없고 윤리적으로도 문제가 없는 방식으로, 나의 몸과 가장 유사한 형태와 재질의 인공장기를 만들 수 있다는 데 있다. 그러나 아직까지는 모세혈관이나 신경과 같은 미세하고 복잡한 구조의 인체 조직이나, 세포의 성장과 함께 발달되는 근섬유, 근육과 같은 조직의 프린팅 기술에는 한계가 있으며, 무엇보다도 조형 속도에 있어서 세포가 살아있는 동안에 조형을 마치기 어려운 부문이 문제점으로 남아 있다.

따라서, 앞으로는 조직세포의 기능성뿐만 아니라 3D 프린터 자체의 속도 향상, 이를 위한 3D 프린터 전용 바이오 잉크, 효율적인 3D 이미지 처리를 위한 소프트웨어 기술까지 함께 발전되어야 할 것이다.

결론

이처럼, 바이오 3D 프린팅 기술은 향후 인간의 복지와 행복한 삶을 위한 매우 중요한 기술 중에 하나임을 알 수 있다. 그 동안의 조직공학, 3D 프린팅, 분자생물학, 생화학의 발전으로 먼 미래의 공상과학과 같았던 일들이 하나씩 현실화되고 있는 것이 사실이다. 이에 우리나라가 장점을 갖고 있는 기계공학, IT, BT, NT 등 다학제 융합연구가 이루어진다면, 질병 치유 및 인공장기와 관련하여 치료의 새로운 패러다임을 제시할 수 있는 기술로 성장할 것이라고 믿어 의심치 않는다.

참고문헌

김완두, 「맞춤형 스캐폴드 제작을 위한 3차원 바이오조형기술」, 『Bioin스페셜 WebZine』 21호 (바이오 융합기술), 2011.

Koch, L., Gruene, M., Unger, C., Chichkov, B., "Laser assisted cell printing", *Current Pharmaceutical Biotechnology* 14-1, 2013.

Malda, J., Visser, J., Melchels, F. P., Jüngst, T., Hennink, W. E., Dhert, W. J. A., Groll, J. and Hutmacher, D. W., "25th Anniversary Article:Engineering Hydrogels for Biofabrication", *Advanced Materials* 25, 2013 (http://onlinelibrary.wiley.com/doi/10.1002/adma.201302042/full).

Melchels, F. P. W., et all., "Additive manufacturing of tissues and organs", *Progress in Polymer Science* 37(31), 2012.

Tang, J. M. and others, "Compression strength and deformation of gellan gels formed with mono-cation and divalent-cation", *Carbohydrate Polymers* 29-1, 1996.

생체모방 biomimetics
복제와의 경계

송영민

 2014년 3월, 백령도 하늘에서 무엇인지 알 수 없는 비행물체가 떨어졌다. 날개와 동체의 길이가 각각 2미터가 채 되지 않는, 허술한 그 모습이 꼭 취미생활 그 이상은 안되어 보이는 작은 모형 비행기였다. 정부의 조사 결과 북한의 남한정찰용 무인기였다는게 밝혀졌고 정부의 발표와 함께 국내외로 그 허술하기 짝이 없는 작은 비행체에 대한 갑론을박이 벌어졌다. 진짜 북한군의 소행이냐 아니냐의 갑론을박 사이, 많은 사람들의 입방아 속에 심심치 않게 들려오던 말은 저런 식으로 밖에 만들지 못하나 하는, 그 기술력에 대한 야유와 조소(嘲笑)였다.

 중요한 건 누구의 소행인지를 떠나, 그 겉모양의 균형을 떠나 앞으로의 적진 정찰, 또는 그 이외에 어떤 중요한 일에 지금보다 훨씬 더 폭넓은 분야에서 사람을 대신해 기계가 담당하게 될 것이라는 점이다. 사실 필자에게 있어 비행 정찰병이라고 하면 언뜻 떠오르는 이미지는 만화나 영화 같은 곳에 등장하는 눈에 보이지도 않는 수준의 조그마한 비행체이고 이들 중 대부분은 벌이나 모기의 모습을 연상케 한다. 만약 발견된 비행체가 2미터 길이의 의미없는 철제 덩어리 같기도 하고 혹은 잘못 땜질을 해버린 불량품을 연상시키는 비균형적 하늘색 구조물이 아닌 1센티미터 크기의 작은 벌과 같은 형상이었다면 어땠을까.

지금 당장은 구현 가능성이 없지만 전혀 불가능한 이야기도 아니다. 아닌 게 아니라 실제로 2013년 5월 첫째 주에는 곤충을 모방한 두 개의 전혀 다른 연구 결과가 각각 『네이처』지와 『사이언스』지에 실렸다. 하나는 곤충의 눈 구조를 그대로 모방한 초소형 디지털 카메라에 관한 것이고 다른 하나는 곤충의 비행 매커니즘을 그대로 본따서 만든 동전 1센트 크기의 비행로봇에 관한 것이다. 생체모방(biomimetics)의 가장 최신 사례 중 일부라고 할 수 있겠다.

그리스어로 생명을 뜻하는 'bios'와 모방이나 흉내를 의미하는 'mimesis'에서 따온 'biomimetics', 즉, 생체모방은 자연에서 볼 수 있는 구조적 또는 기능적 특성들의 연구 및 모방을 통해 인류의 과제를 해결하는 데 그 목적이 있다. 인간은 수천 년간 자연을 모방해 왔다. 오스트레일리아 원주민들은 새의 날개를 모방해 부메랑을 만들었고, 고대 이집트와 중국에서는 물고기 비늘을 모방하여 비늘 갑옷을 만들었다. 야생 들장미로 엮은 울타리를 모방한 가시 철조망은 거친 동물들을 막아내거나 가두는데 매우 효과적인 역할을 했다. 또한 인류는 나는 새를 관찰해 비행기를 만들었고, 사람의 눈을 관찰해 카메라를 만들었다.

    이렇게 인류의 역사를 통해 지속적으로 이용되어왔던 생체모방이라는 기술은 1997년 미국의 생물학 저술가인 재닌 베니어스(Janine Benyus)가 펴낸『생체모방(Biomimicry)』이라는 책을 통해 전 세계적으로 주목을 받게 되었다. 재닌 베니어스는 "생물들은 화석연료를 고갈시키지 않고 지구를 오염시키지도 않으며 미래를 저당 잡히지 않고도 지금 우리가 하고자 하는 일을 전부 해왔다. 이보다 더 좋은 모델이 어디에 있겠는가. 에너지 효율성 측면에서 자연만큼 훌륭한 본보기가 없다"라는 말로 생체모방의 합리성과 유익을 정의했고 이 책의 출간을 계기로 생체모방은 21세기의 새로운 연구분야로 각광받기 시작하였다. 그 후, 과학자들은 다양한 생물종들의 특징을 모방한 사례들을 폭발적으로 내놓기 시작했다.

    과학분야뿐만이 아니다. 건축에서도 자연을 본떠 효율을 높인 사례가 점점 늘어나는 추세이다. 짐바브웨의 이스트게이트 쇼핑센터는 같은 크기의 건물에 비해 약 10% 정도의 에너지만 소비할 수 있도록 흰개미집의 구조를 모방해 건축하였다고 한다. 건물 내에서 더워진 공기가 꼭대기의 굴뚝을 통해 빠져나가고 아래쪽에서는 신선한 공기가 유입되도록 하는 구조는 흰개미들이 개미탑의 뚜껑들을 열고 닫으면서 공기의 흐름을 조절하는 것과 매우 유사하다.

  이처럼 과학분야, 건축분야 할 것 없이 생체모방 분야가 21세기 들어서 주목을 받게 되는 데에는 환경 위기에 대처하고자 하는 인식 외에도 '나노기술'의 발달이 한 몫 하고 있다. 과학기술의 발전으로 생물의 구조와 기능을 나노미터(nm, 10억 분의 1미터) 수준에서 파악할 수 있게 되었고, 생물을 본 뜬 물질을 그대로 만들어 낼 수 있게 되면서부터 기존에 시도하지 못했던 수준의 일들이 가능하게 된 것이다. 게코(Gecko, 도마뱀붙이)의 발바닥 빨판에는 지름이 200nm밖에 되지 않는 잔가지들이 촘촘히 배치되어 있는 구조를 모방하여 접착력이 매우 우수한 신개념 접착제가 최

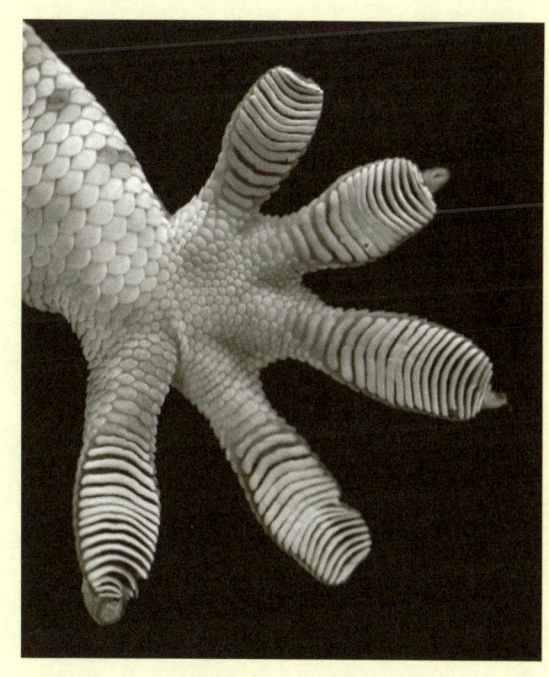

그림1
게코 발(Gecko Feet)
이 발의 빨판을 모방한 접착제가 있다.

근 개발된 것이 그 중 하나의 예이다. 이 밖에도 연꽃잎 표면의 굴곡진 미세구조를 모방한 자정(自淨)성 유리(self-cleaning glass), 전복 껍데기의 격자무늬 내부구조를 모방한 초고강도 재료, 몰포(Morpho) 나비 날개의 나노크기로 쌓여있는 사다리 구조를 모방한 고감도 광센서 등이 나노기술의 발달에 힘입어 활발히 개발되고 있다.

이러한 생체모방 구조들은 몇 가지 특징을 가지고 있다. 하나는 명확한 목표를 가지고 개발이 진행되었다는 것이고 다른 하나는 단순히 전체를 복제하는 것이 아니라 생물의 특정 기능을 모방해서 적절한 형태로 구현한다는 것이다. 이것은 유전자 수준에서부터 모든 것을 복제해버리는 생명복제와는 확연히 다른 점이며, 덕분에 윤리적으로 제재를 받을 이유가 전혀 없는 순기능만을 갖는 것으로 인식되어져 왔다.

그런데 최근에 연구되고 있는 생체모방의 수준은 특정 기능만을 모방하는 형태에서 기관 전체를 보다 완벽하게 복제하기 위한 수준으로 진행되어 가고 있다. 한두 가지 기능을 모방하다 보니 조금 더 완벽한 형태를 소원(所願)하게 되었고 이런 바람이 여러 기능의 통합을 연구하게 되었다. 다소 어렵게 들릴 수도 있으니 글의 서두에서 언급했던 곤충 눈을 모방한 카메라를 통해 이야기를 풀어가고자 한다.

곤충의 눈은 너무 작아서 관찰하기 어렵기는 하지만, 돋보기를 통해 자세히 들여다 보면 인간의 눈과는 그 생김새가 확연히 다르다는 것을 알 수 있다. 새나 물고기의 눈은 사람과 유사한데, 이들은 모두 빛을 모아주는 커다란 렌즈가 안구의 전면에 위치하고, 후면에는 망막(retina)이 존재하는 형태이다. 피사체에서 반사되어 각막(cornea) 및 렌즈를 통해 들어온 빛은 망막에서 전기 신호로 전환되며 뇌로 보내져 이미지를 형성하게 된다. 한편, 잠자리, 벌, 개미 등 곤충의 눈은 겹눈(compound eye)라고 하여 수백에서 수만 개의 홑눈(ommatidium)이 볼록한 형태로 모여 다발을 이루고 있는데, 각 홑눈은 겉에서부터 아주 작은 마이크로렌즈 형태의 각막, 수정추(crystalline cone), 감간(rhabdom) 순으로 구성되어 있고, 감간 내부에 광수용체가 존재하고 있어 빛을 전기신호로 변환한다. 겹눈은 볼록한 형태로 구성되기 때문에 사람 눈에 비해 매우 넓은 시야각(140~180도, 사람 눈은 50도)을 가지며, 그 밖에도 초점 거리가 매우 깊다는 점과 물체의 움직임을 매우 빠르게 인식한다는 점 등이 알려져 있다.

생물학적으로는 많은 부분이 밝혀져 있었지만 공학적으로 이러한 구조물의 모방에 손을 대기 시작한 것은 그리 오래되지 않았다. 각막 한 개의 직경이 20마이크로미터 수준으로 매우 작아서 기술적으로 구현해내기가 어려웠기 때문이다. 공학자들이 곤충 눈에서 처음 관심을 갖기 시작한 부분이 바로 이 각막의 분포에서 착안한 마이크로렌즈 배열이고 마이크로 가공기술이 발달하면서 곤충 눈의 크기와 유사한 유리 재질의 마이크로렌즈 배열의 제작에 성공하게 되었다. 지금은 파리 눈 렌즈(Fly Eye Lens, FEL)라고 불리는 중요한 광학 부품으로 이용되고 있으며 최근에는 파리 눈 렌즈의 구조를 응용하여 무안경 3D 기술에 적용하고자 하는 시

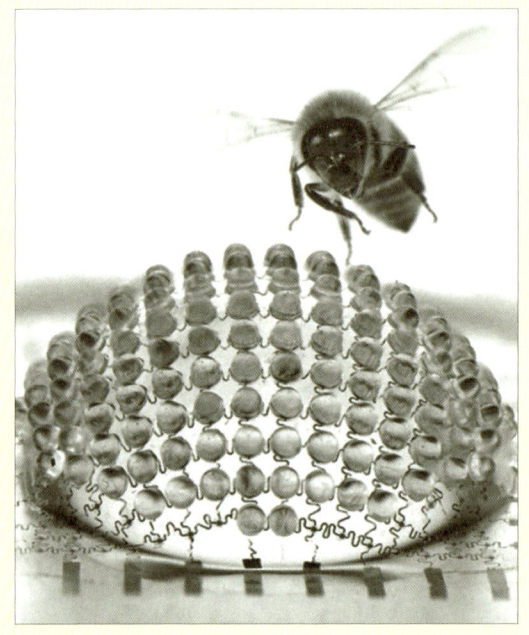

그림2
곤충 눈 카메라(Insect's eye camera).
곤충 눈의 구조를 본떠 만든 카메라

도도 이루어지고 있다.

　곤충 눈에서 마이크로렌즈 배열 다음으로 사람들이 관심을 갖기 시작한 부분은 나방 눈의 각막에 위치하는 나노구조이다. 나방이나 모기와 같은 야행성 곤충의 각막에는 약 200나노미터의 주기를 갖는 돌기 형태의 구조물이 촘촘하게 배열되어 있다. 이러한 나방 눈 구조는 약 99% 이상의 빛이 투과될 수 있도록 고안되어 있어 빛의 반사를 매우 효과적으로 줄인다는 특징을 가지고 있다. 이러한 나방 눈 구조의 원리는 1970년대에 밝혀졌으나 나노기술의 발달로 1990년대에 구현되기 시작하였고 지금은 안경이나 디스플레이용 유리의 표면에 적용되어 무반사 유리로 시판되고 있다. 또한, 빛의 반사를 없애는 중요한 특징을 지니고 있기 때문에 태양전지의 표면에도 적용되어 고효율 태양전지의 산업에도 지대한 영향을 미치고 있다. 생체모방을 통해 에너지를 손실없이 매우 효과적으로 전달하는 시스템을 갖추게 된 것이다.

사람들은 어느덧 마이크로 또는 나노구조의 개별 모방이 아닌 이들 복합체를 통해서만 기능을 갖는 것들도 있다는 것을 인식하게 되었다. 단순한 한 가지의 특징을 모방하는 것으로는 그 순기능을 완벽히 구현하기는 어렵다는 점에서 착안된 생각은 두 가지 이상의 서로 다른 형태를 동시에 모방하게 하였다. 그 중 한 가지가 방수기능을 하는 모기의 눈 구조이다. 모기의 눈에 분무기로 물을 뿌리면 눈은 물에 젖지 않고, 눈주변과 몸에만 물이 젖는 것을 확인할 수 있는데 이는 모기 눈에 존재하는 마이크로 구조와 나노 계층구조에 의해 표면이 극소수성(superhydrophobic)을 띠기 때문이다. 단일구조로는 구현하기 어려웠던 것이 복합체 모방을 통해 가능하게 된 것이다. 마이크로 구조와 나노 계층구조는 빛의 투과에도 보다 효과적인 것이 밝혀져서 지금은 태양 전지 뿐 만 아니라 발광 다이오드의 표면에도 이용되어 광효율을 높이는 동시에 자정(自淨)기능도 갖게 한다.

앞의 구조가 방수기능을 가지며 빛의 효율적인 투과기능도 있다면 빛의 효과적인 전달 측면에서는 마이크로렌즈 각막 밑에 존재하는 수정추와 감간의 역할도 빼놓을 수 없다. 깔때기 모양으로 생긴 수정추는 각막을 통해 들어온 빛이 좁은 관 형태로 생긴 감간으로 들어갈 수 있도록 빛을 잘 모아주는 역할을 한다. 감간은 빛이 외부로 새나가지 않고 광신경(optic nerve)으로 전달되어 최종 목적지인 뇌에 도달할 수 있도록 하는데 이 과정에서 내부의 광수용체(photoreceptor)에 의해 빛에너지가 전기에너지로 변환된다. 각막 – 수정추 – 감간까지 매우 정교하게 구성된 이 홑눈은 2006년 미국 버클리 대학의 이평세 교수팀에 의해 구현되었다. 이는 마이크로 공정 기술에 고분자 공학을 접목했기 때문에 가능했던 것으로, 그 크기, 구조 및 광학적 특성이 실제 일벌의 그것과 거의 동일한 수준이어서 사람들의 주목을 끌었다. 하지만 마이크로렌즈, 수정추, 감간으로 구성된 겹눈 구조체만으로는 빛을 전기로 변환시켜 줄 수 있는 광수용체가 없기 때문에 실제 물체의 이미지를 담아낼 수 없어 활용범위가 제한적이었다.

그렇다면 위의 연구에 광수용체까지 집적하여 곤충의 눈으로 바라본 세상은 어떤 모양일까? 2013년 5월에 『네이처』지에 발표된 논문은 보다 정교하게 모방된 구조를 통해 이 물음에 대한 답을 제공한다. 일리노이대의 로저스 교수팀은 실리콘 반도체를 이용하여 곤충 눈에 존재하는 광수용체와 유사한 기능을 갖는 광검출기(photodetector)를 개발하였는데, 각막 – 수정체 – 감간에 광검출기까지 집적함으로써 곤충 눈과 보다 유사한 구조를 얻게 된 것이다. 게다가 여기에는 각 검출기를 유기적으로 연결하는 신호연결체가 포함되어있고 이들은 컴퓨터로 연결되어 각 검출기에서 받아진 빛의 정보를 영상화하도록 하는데, 한 마디로 뇌의 역할을 담

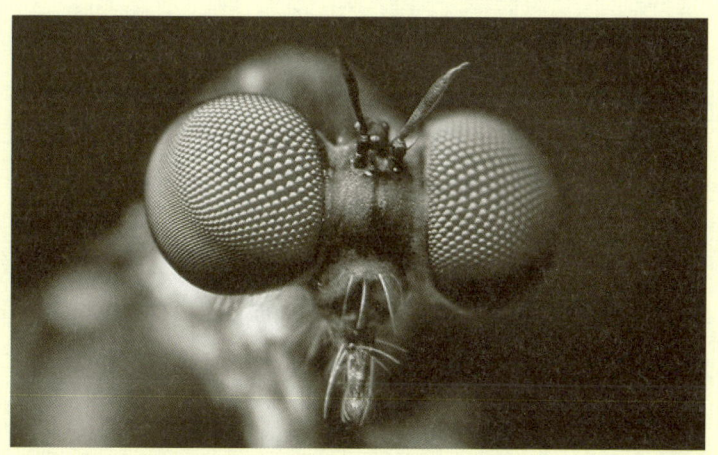

그림3
겹눈(compound eye) 파리매(robber fly)의 눈 : 곤충의 일반적 눈 구조

당하게 되는 것이다. 이에 더하여 각 홑눈 사이에는 검정색으로 된 보호막 색소라는 것을 삽입하여 인접한 홑눈 간의 빛의 간섭을 차단하도록 하였는데, 이는 실제 곤충 눈에도 존재하는 것이며 이것이 없이는 선명한 영상을 얻기가 어렵다. 광검출기와 신호연결체 그리고 보호막 색소까지 보다 많은 객체들을 모방함으로써 카메라처럼 영상을 얻어낼 수 있게 되었고, 곤충이 바라보는 세상에 대해 이해하게 된 것이다.

이처럼 곤충 눈 모방 연구는 각막의 일부분을 모방하던 수준에서 진행되던 것이 점차 그 범위를 넓혀서 지금은 겹눈 전체 시스템을 모방하는 수준에 이르렀다. 이후에 진행될 연구는 색상을 인식할 수 있도록 하고 더욱 작은 형태로 만들 수 있도록 하는 데에 노력이 집중될 가능성이 높으며, 연구를 진행하면 할수록 실제 곤충 눈의 형태와 유사한, 복제에 가까운 연구가 될 가능성이 크다.

   곤충 눈 뿐만이 아니다. 유사한 예로 보호색(protective coloration) 모방에서도 찾아볼 수 있다. 카멜레온이나 문어는 위장을 위해서 주변 색깔에 따라 자신의 피부색을 유연하게 바꿀 수 있는데, 초기 연구자들은 전기적 자극에 따라 특정 색깔을 나타내는 정도에만 관심을 가지다가 지금은 주변 빛의 세기를 감지하여 보다 능동적으로 각 위치별로 색깔이 바뀔 수 있는 피부를 만드는 수준까지 도달했다. 보호색의 동작 메커니즘을 보다 정확하게 모방할 수 있게 된 것이다. 이제 막 시작한 단계이기는 하지만 생체 모방 로봇에서도 독특한 연구결과들이 보고되고 있다. 하버드 대학교의 조지 화이트사이드(George Whitesides) 교수팀에서는 '소프트 로봇'을 개발하여 2012년 8월 『사이언스』지에 발표하였는데, 여기에는 딱딱한 쇳덩이나 전기선 등이 전혀 들어가지 않는다. 우리가 일반적으로 알고 있는 로봇과는 전혀 다르지만, 연체동물과 유사하게 움직이며 멈추기도 하고, 주변 색에 따라 자신의 피부색을 바꾸기도 한다. 이 역시도 여러 가지 구조 및 기능을 동시에 모방하지 않고는 구현될 수 없는 결과이기도 하다.

   그렇다면 지금까지 예시로 든 곤충 눈이나 보호색 연구에서 이런 통합모방이 과연 단지 모방에 지나지 않는 것인지, 아니면 복제로 정의해야 하는 것인지 의문이 생긴다. 앞으로 연구가 거듭되면 거듭될수록 통합모방

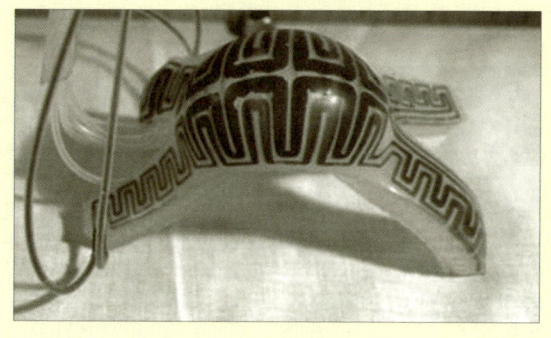

그림4
소프트 로봇(Soft robot)
딱딱한 금속물질을 포함하지 않는 로봇

은 더욱 본 모습에 가까운 형태로 진화될 것이고 그것이 복제에 가까워짐은 자명한 일이기 때문이다.

생체 모방은 진화하고 있다. 자연의 구조에서는 버릴 것이 별로 없다는 것을 오랜 세월을 통해 배워왔기 때문이다. 본격적으로 연구가 시작된 지는 약 20년 정도밖에 되지 않지만, 매우 빠른 속도로 성장하고 있다. 생체 모방에 대한 학술 논문은 지난 10년 동안 5배로 늘어났고, 생체모사 연구 보조금은 4배가 되었다. 생물의 일부분을 모방하던 연구는 나노, 재료, 화학, 전자, 기계 기술의 발달에 힘입어 점차 복합적이고 완전 복제에 가까운 방향으로 발전할 것이다. 아직 속단하기는 이르지만, 복제와의 경계가 모호해지는 순간이 곧 오게 될지도 모른다. 어디까지가 모방이고 어디서부터가 복제인지, 과학의 발전 속에서 많은 혜택과 폐해를 동시에 받고 있는 현대인들이 한 번쯤은 생각해봐도 좋을 듯하다.

참고문헌

최돈찬, 이명희 역, 『생체모방』, 시스테마, 2010.

Gao, X., Yan, X., Yao, X., Xu, L., Zhang, K., Zhang, J., Yang, B. and Jiang, L., "The Dry-Style Antifogging Properties of Mosquito Compound Eyes and Artificial Analogues Prepared by Soft Lithography", *Advanced Materials*, Vol. 19, No. 17, 2007.

Jeong, K. H., Kim, J., Lee, L. P., "Biologically inspired artificially compound eyes", *Science*, Vol. 312, No. 5773, 2006.

Ma, K. Y., Chirarattananon, P., Fuller, S. B., Wood, R. J., "Controlled flight of a biologically inspired, insect-scale robot", *Science*, Vol. 340, No. 6132, 2013.

Morin, S. A., Shepherd, R. F., Kwok, S. W., Stokes, A. A., Nemiroski, A. and Whitesides, G. M., "Camouflage and Display for Soft Machines", *Science*, Vol. 337, No. 6096, 2012.

Song, Y. M., Xie, Y., Malyarchuk, V., Xiao, J., Jung, I., Choi, K. J., Liu, Z., Park, H., Lu, C., Kim, R. H., Li, R., Crozier, K. B., Huang, Y., Rogers, J. A., "Digital cameras with designs inspired by the arthropod eye", *Nature*, Vol. 497, No. 7447, 2013.

Yu, C., Li, Y., Zhang, X., Huang, X., Malyarchuk, V., Wang, S., Shib, Y., Gao, L., Su, Y., Zhang, Y., Xu, H., Hanlon, R. T., Huang, Y. and Rogers, J. A., "Adaptive Optoelectronic Camouflage Systems with Designs Inspired by Cephalopod Skins", *Proceedings of the National Academy of Sciences USA*, Vol. 111, No. 36, 2014.

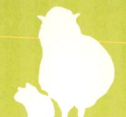

반도체 복제

정성준, 손선영, 권지민

들어가며

21세기 들어 세포융합 또는 세포직접주입같은 체세포 핵이식 기술이 발전되면서부터 생명체의 복제가 본격적으로 이루어진 이래로, 과학기술 분야에서 '복제'라는 단어는 주로 생명공학의 전유물로 여겨져 왔다. 그러나, 현재 우리 일상의 삶의 큰 영향을 미치고 있는 전자기기들, 예를 들어 컴퓨터, 디스플레이, 디지털카메라 등 역시 복제의 산물이다. 왜냐하면, 대부분의 전자기기들은 실리콘 반도체를 기반으로 하고 있고, 이 반도체는 복제의 과정을 통해 디자인되고 생산되기 때문이다. 반도체는 복제의 대상이며, 그 반도체를 바탕으로 만들어진 모든 전자소자 및 제품들은 반도체 복제의 산물이다. 그렇다면 반도체와 복제는 무슨 관계인가? 이 글에서는 D램과 OLED 디스플레이를 중심으로 반도체 복제의 의미와 과정에 대해 알아보도록 한다.

D램으로 본
반도체 복제

D램이란?

1974년 삼성전자는 미국과 일본의 기업보다 27년 늦게 반도체 사업에 첫발을 내디뎠다. 그로부터 10년 뒤인 1983년 국내 최초로 64K D램 개발에 성공하였고, 그로부터 다시 10년 뒤인 1992년에는 세계 최초로 64M D램을 개발하며 선두의 반열에 올라서게 되었다. 최근에는 차세대 '20나노(1나노:10억 분의 1미터) 4기가 비트(Giga bit) DDR3(Double Data Rate 3) D램'을 본격 양산하기 시작하였고, 여전히 세계 반도체 시장을 지배하고 있다.

D램은 랜덤 액세스 메모리(random access memory) 중의 하나로서 데이터를 저장하는 데에 사용된다. D램은 보통 트랜지스터와 커패시터(충전기)로 구성되어 있는데, 커패시터에 존재하는 전하의 유무에 따라 0과 1의 디지털 신호를 읽어낸다. 커패시터는 그 특성상 아주 짧은 시간 동안만 전하를 저장할 수 있기 때문에 주기적으로 셀에 전기를 공급해야 한다. 이 기억된 정보를 잃지 않게 하기 위해서는 기억 장치의 내용을 일정 시간마다 리프레쉬(refresh)해주어야 하기 때문에 동적(Dynamic)의 'D'를 따서 D램이 되었다. (컴퓨터에서는 CPU의 주기를 따라 보통 64ms마다 재충전한다) D램의 구조는 아주 간단하고 효율적이다. 그림 1(좌)에서 보는 것처럼 하나의 트랜지스터에 하나의 커패시터를 붙여놓은 단위 셀들을 2D 어레이형태로 연결해 놓은 것에 불과하다. 그러나 놀랍게도 최근 개발된 초소형 20나노 D램에는 40억 개가 넘는 셀들이 한치의 어긋남도 없이 정확하게 디

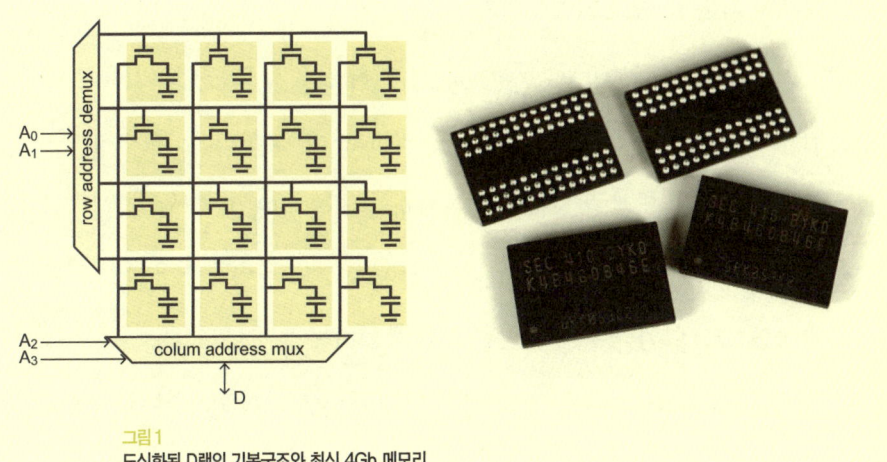

그림 1
도식화된 D램의 기본구조와 최신 4Gb 메모리

자인되어 하나의 불량소자도 없이 동작하고 있다(그림 1, 우).

    반도체 산업은 '반도체 소자의 집적도는 18개월마다 두 배씩 증가한다'는 무어의 법칙(Moore's Law)에 따라 지속적인 발전을 해오고 있다. 여기서의 집적도는 단위 면적당 메모리 용량의 증가를 의미하는데, 1983년의 64K D램부터 2014년의 초소형 4Gb의 D램의 개발 과정은 이 법칙의 실제를 잘 증명해준다. 사실 무어의 법칙은 뉴턴의 운동법칙이나 만유인력의 법칙과 같은 자연 법칙이 아닌 경험적 관찰일 뿐이다. 그러나, 지난 30년간 메모리의 집적기술은 이 단순한 관찰을 하나의 법칙으로 만들어 버릴 만큼 놀라운 발전을 거듭하였다. 그렇다면, 무엇이 이것을 가능하게 하였을까? 그것은 바로 포토리소그래피(Photo-lithography)이라 불리는 반도체 복제의 기술이다.

복제의 기술 1 : 포토리소그래피

포토리소그래피(Photolithography)는 원하는 설계 또는 디자인을 기판 위에 금속패턴으로 만들어 놓은 마스크(mask)를 놓고 빛을 쬐어 생기는 그림자를 웨이퍼 상에 전사시켜 복사하는 기술이다. 포토리소그래피의 과정은 다음과 같다. 먼저 스핀코팅(Spin-coating) 기법을 이용하여 기판 위에 빛에 노출되었을 때 화학적 성질이 변하는 물질인 PR(Photoresist)를 도포한다(그림 2-1). 그 후, 그리고자 하는 패턴에 맞춰 PR을 빛에 노출시킴으로써 노출된 부분의 화학적 성질이 변하게 만든다(그림 2-2). 이때 그리고자 하는 부분만 빛에 노출시키기 위해서 포토 마스크(Photomask)를 이용하는데, 마스크에는 패턴 모양대로 구멍이 뚫려있어 빛이 투과하여 PR에 도달하고, 나머지 부분은 빛이 투과하지 못하여 PR에 영향을 주지 않는다. (이는 마치 해수욕장에서 옷을 입은 부분만 피부가 햇빛에 그을리지 않는 것과 같다) 빛에 닿아 화학적 성질이 바뀐 부분을 현상액(Developer) 안에 담가 녹여 없애고 나면, 빛에 영향을 받지 않은 PR만 현상액에 녹지 않고 기판 위에 남아 있게 된다(그림 2-3).

PR 패턴을 새기고 나면 증착 공정을 이용하여 금속(또는 원하는 물질)을 남아있는 PR과 드러난 기판 위에 골고루 도포한다(그림 2-4). 마지막으로 남은 PR을 녹일 수 있는 용액 안에 기판을 넣으면, 기판 위에 직접 붙어 있는 금속은 그대로 남아있고 PR 위의 금속은 PR이 용액에 녹아 떨어져 나가면서 같이 없어진다(그림 2-5). 이러한 방식을 이용하면 기판 위에 우리

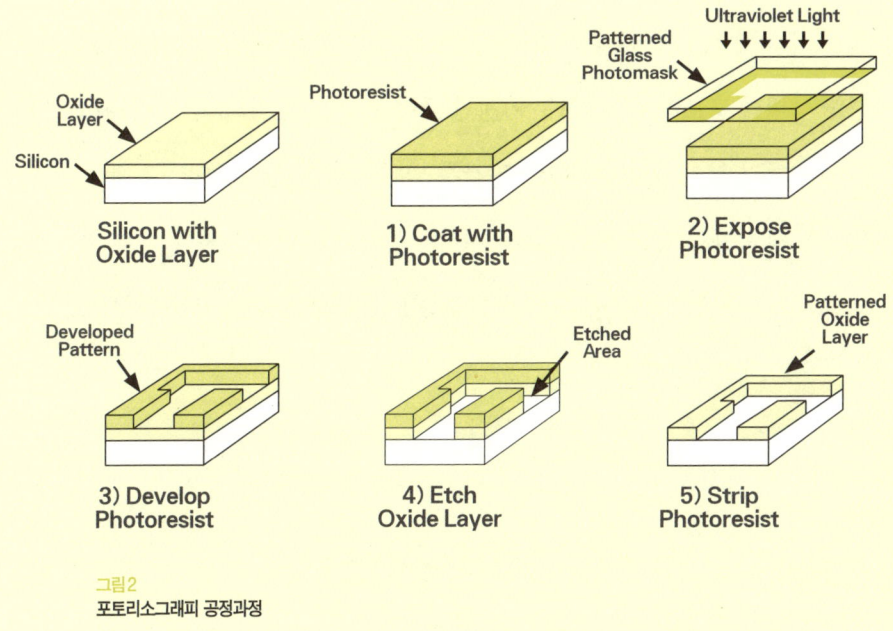

그림2
포토리소그래피 공정과정

가 원하는 패턴의 금속을 남길 수 있다. 여기서 설명한 포토리소그래피는 빛에 노출된 부분이 현상액에 녹아 패턴을 형성하는 Positive 방식인데, 오히려 빛에 노출되지 않은 부분이 현상액에 녹고 노출된 부분만 남아 패턴을 형성하는 Negative 방식도 존재한다. 반도체 복제공정에서는 Positive 방식과 Negative 방식이 모두 널리 쓰인다.

현대에서 포토리소그래피가 나노 공정으로 적합한 이유는 정밀한 빔을 이용하여 PR 위에 나노 단위의 미세한 패턴을 무수히 복제할 수 있다는데 있다. 포토리소그래피 공정이 세밀해질수록 같은 면적 안에 더 많은 반도체 소자들을 그릴 수 있기 때문에 메모리 집적도가 올라간다. 즉, 같은 크기의 제품 안에 점점 더 많은 정보들을 저장할 수 있게 되는 것이다. 뿐만 아니라 포토리소그래피는 일정한 패턴을 갖는 한 장의 마스크를 이용하여 여러 장의 웨이퍼 기판에 똑같은 빛의 패턴을 반복함으로써 대량의 반도체 복제를 가능하게 하였다. 이러한 특성으로 인해 지난 몇십 년간 포토리소그래피는 반도체 복제의 재연성과 생산성을 모두 갖춘 최적의 방법으로 자리 잡게 되었다.

OLED 디스플레이로 본 반도체 복제

OLED 디스플레이란?

21세기 정보기술혁명으로 탄생한 대부분의 전자기기와 그것을 사용하는 인간 사이에는 디스플레이장치가 있다. 디스플레이를 통해 우리는 문자, 이미지, 동영상 등의 정보를 받아들이고, 또 디스플레이에 집적된 터치패드를 통해 필요한 명령을 정보기기에 내리기도 한다. 지난 100여 년간 인간의 모든 정보활동의 통로역할을 하면서 이 디스플레이 기술은 혁신의 혁신을 거듭했다. 1930년대 첫 출시된 브라운관 TV를 시작으로 1980년대 개발된 PDP(Plasma Display Panel) TV를 거쳐 현재는 LCD(Liquid Crystal Display) 기술이 전체 디스플레이 시장을 지배하고 있다. 이 LCD 기술에 이어 최근 초고화질과 플렉서블을 구현할 수 있는 OLED(Organic Light Emitting Diode,

유기발광다이오드) 기술이 차세대 디스플레이로 각광을 받고 있다. 하나의 광원(백라이트)에서 나온 빛이 액정과 필터를 통과하여 색을 구현해내는 LCD와는 달리 OLED는 전류를 흘려주면 빛을 내는 자체발광 디바이스이다. 이런 근본적인 차이 때문에 OLED의 응답속도는 LCD 대비 천 배 이상 빠르고 시야각이 넓으며 LCD가 필요로 하는 백라이트, 칼라필터 등이 필요하지 않으며, 플라스틱 기판 위에도 제작이 가능해 플렉서블 디스플레이에도 적용이 되고 있다. 또한 성능뿐만 아니라 부품 가격 측면에서도 큰 장점을 가지고 있어서 향후 10년 이내에 모든 기존 디스플레이를 대체할 파괴적 기술(disruptive technology)로서 각광을 받고 있다.

OLED가 빛을 내는 기본 원리는 간단하다. OLED는 기본적으로 두 개의 전극 사이에 발광층이 샌드위치된 구조를 가진다. 전원이 공급되면, 양전극에서는 (+)전하가, 음전극에서는 (-)전하가 빛을 낼 수 있는 유기반도체물질로 이루어진 발광층으로 이동해 재결합하여 높은 에너지를 갖는 (+)(-)전하들이 짝(pair)을 이루는 엑시톤(exciton, 여기자)을 생성한다. 이렇게 형성된 엑시톤은 일정시간이 지나면 높은 에너지상태에서 더 안정적인 낮은 에너지상태로 떨어지게 되는데, 이 과정에서 잃어버린 에너지가 빛으로 변환되어 발광을 하게 된다. 여기 발광층에 사용되는 유기반도체물질은 그 화학구조에 따라 다른 색의 빛을 낼 수 있는데, 디스플레이에는 주로 빛의 삼원색 Red(R), Green(G), Blue(B) 픽셀의 조합을 통해 다른 모든 색을 표현하게 되며, 대체로 70% 정도의 색재현율을 가지고 있다.

픽셀구조	단위픽셀 이미지
펜타일	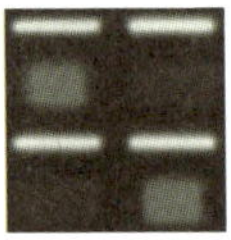
스트라이프	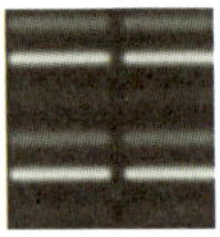
펜타일	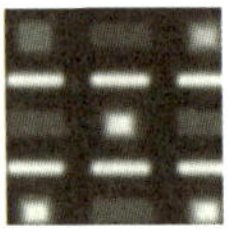
펜타일	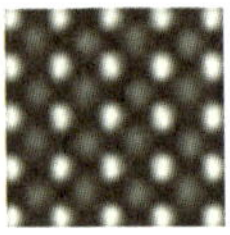

그림3
다양한 OLED의 RGB 단위 픽셀 구조

　복제의 관점에서 본 디스플레이는 참으로 흥미롭다. 왜냐하면, 앞에서 살펴본 메모리의 경우에서처럼 디스플레이 역시 복제의 산물이기 때문이다. 빛의 삼원색만을 이용하여 대부분의 색을 재현해 내는 방식을 사용하기 때문에 디스플레이의 패널은 우리 눈이 일정 거리(50~60cm)를 두고 볼 때 인접 픽셀을 구분해 낼 수 없을 만큼의 작은 사이즈의 RGB 픽셀의 반복으로 이루어져있다. 그림 3은 다양한 형태의 단위 픽셀구조를 나타내고 있다. 디스플레이 제조사는 발광 물질의 특성, RGB 색상의 밝기와 선명도, 디스플레이의 크기와 가격 등에 따라 가장 최적화된 구조를 사용하게 된다. 이렇듯 우리가 보고 있는 모니터나 스마트폰의 디스플레이는 이 RGB 단위 픽셀의 복제의 결과물이다.

복제의 기술 2 : 프린팅

2013년 라스베가스에서 열린 국제 CES(Consumer Electronics Show)에서 일본의 파나소닉은 56인치의 초고선명(UHD, 3840x2160) OLED TV를 발표하였다. 사람들이 이 디스플레이에 놀란 이유는 높은 선명도나 넓은 사이즈 때문만은 아니었다. 그것은 바로 이 디스플레이가 아래 그림에서와 같이 대표적인 복제기술중 하나인 인쇄방식을 적용한 공정방식으로 만들어졌기 때문이었다. 이 기술은 앞에서 소개된 포토 리소그래피기술에 비해 공정 단계가 훨씬 단순하고, 친환경적이며, 대면적 전자정보기기 제작에 적합한 혁신적인 복제의 기술이다.

문서를 출력하거나 복사하는데 사용되는 프린터를 전자디스플레이 제작하는데 적용하는 획기적인 아이디어가 어디에서 나왔을까? 1989년 영국 케임브리지대학 물리학과에서 박사과정 학생이었던 제레미 버로우(Jeremy Burroughes, 현 Cambridge Display Technology, 최고기술책임자)는 세계 최초로 고분자 유기발광물질을 발견한다. 당시 개발된 고분자 발광물질은 용매에 녹여 용액 즉 잉크의 형태로 보관 및 사용이 가능하였고, 마침 그곳에서 연구소를 운영하고 있던 잉크젯회사 엡손의 연구진과 함께 디스플레이를 '잉크젯 – 프린팅'하여 제작하는 공동연구를 개시하게 된다

(그림 4). 그리고 수년의 노력 끝에 결국 이 두 그룹은 2000년 세계최초 인쇄기술 제작된 풀컬러능동형 디스플레이를 세상에 내보이는 쾌거를 이룩했다.

인쇄기술은 인류사회에 근본적인 변화를 가져온 복제기술 중의 하나였다. 그 시작은 15세기 중엽 구텐베르크가 발명한 활판 인쇄술이다. 15세기까지 인간은 주로 손으로 베껴쓰기를 통해 지식을 복제하고 전달하였다. 그러나, 활판 인쇄술에 의한 책의 대량 복제와 보급은 근대 서양의 정치적, 사회적 사상적 진보를 가지고 왔으며 사회 변혁의 씨앗이 되었다. 1455년경 구텐베르크가 성경을 인쇄한 이후, 1465년에는 이탈리아에 1475년에는 영국에 각각 최초의 인쇄소가 설립되었고, 1533년과 1638년에는 멕시코시티와 미국 케임브리지시에 인쇄기가 도입되었다. 1980년대 들어 인쇄술은 또 한 번의 큰 사회적 변화를 가지고 오는데, 그 시발점

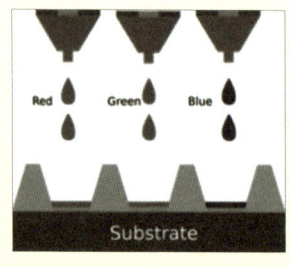

그림 4
잉크젯 프린팅을 이용한 OLED 디스플레이 제작

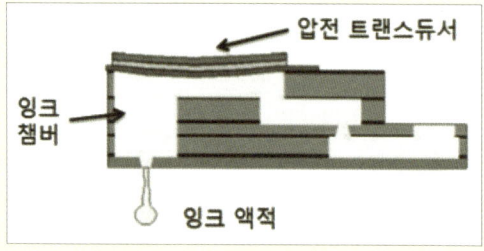

그림 5
피에조타입 잉크젯 프린트헤드의 구조

이 바로 잉크젯 프린터이다. 그것은 고가의 인쇄장비와 인쇄기술자를 갖춘 특정한 인쇄소의 전유물이었던 이러한 복제의 활동이 바로 개인에 의해 가능해졌기 때문이다. 그 후 20여 년간 진보의 진보를 거듭한 잉크젯 프린터는 2000년에 들어서면서부터 그래픽 및 문서 출력에서뿐만이 아니라 반도체 소자와 시스템을 제조하는 데에도 사용이 되고 있다.

위에서 언급한 디스플레이 제조에 쓰인 엡손프린터의 핵심인 프린트 헤드를 그림 5에 도식적으로 나타내었다. 잉크챔버 아래쪽으로 구멍을 내 노즐을 만들고 그 위쪽에는 압전트랜스듀서가 붙어 있는 구조를 가지고 있다. 기본적인 동작원리는 아주 단순하다. 전기에너지를 물리적 움직임으로 변환시켜주는 압전트랜스듀서에 일정한 전압을 인가해 아래쪽으로 눌러주는 힘을 생성시킨다. 그 힘은 잉크챔버 내에 잉크에 전달되고, 아래쪽으로 열려있는 잉크 노즐을 통해 잉크액적 한 방울이 분사되는 것이다.

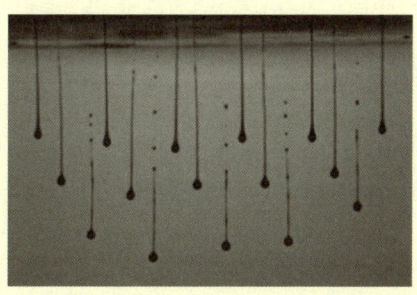

그림6
초고속이미징기법으로 촬영한 잉크젯 액적의 실제분사 모습

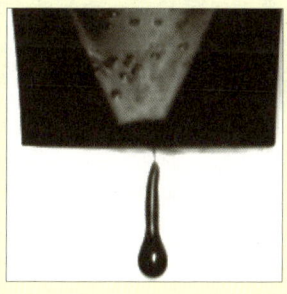

그림7
초고속이미징기법으로 촬영한 쥐 조골세포의 프린팅

작게는 수십 개에서 많게는 수백 개의 노즐을 가진 프린터는 이같은 동작을 원하는 위치에서 반복하면서 인쇄를 하게 된다. 그림 6은 잉크젯헤드에서 잉크가 분사되고 있는 장면을 초고속이미징기법을 통해 촬영한 사진이다.

이 잉크젯 프린터에 사용되는 잉크의 종류는 그래픽용 염료/안료 잉크 또는 전자재료용 도체/반도체잉크에 국한되지 않는다. 최근 각광을 받고 있는 3D 바이오프린팅 분야에서는 살아있는 세포를 프린팅하여 생체조직이나 생체구조물을 만드는 연구가 한창 진행중이다. 프린팅 기술에 있어서는 앞에서 살펴본 디스플레이제조를 위한 프린팅과 크게 다르지 않다. 같은 프린팅 기술을 사용하되 단지 전자잉크 대신에 살아있는 세포가 들어있는 바이오잉크를 넣어 프린팅하는 것 뿐이다. 그림 7은 쥐의 조골세포가 프린팅되고 있는 모습을 초고속이미징기법을 이용해 상세히 보여주고 있다. 상단부의 잉크 챔버 내에 작은 조골세포들이 들어 있는 모습이 보이고, 아래쪽에는 2~3개의 조골세포가 들어있는 잉크가 분사되는 모습을 볼 수가 있다. 바이오 프린팅 기술이 앞으로 지속적으로 발전한다면, 인간의 장기 복제를 통한 의료 혁명이 일어날 것으로 기대하고 있다.

정리하며

우리가 살고 있는 디지털 시대는 모든 정보가 '0'과 '1'의 반복으로 구성된다. 그리고 그 정보의 창조, 처리, 저장, 디스플레이의 중심

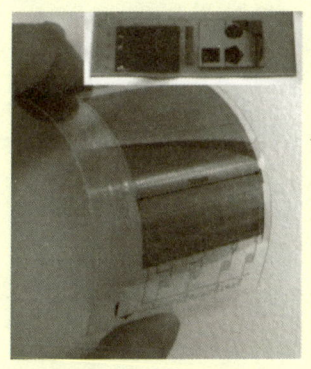 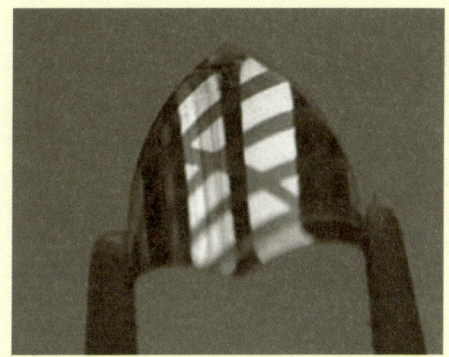

그림8
잉크젯 공정으로 만들어진 플렉서블 집적회로(좌)와 태양전지(우)

에는 복제의 산물인 반도체가 있다. 반도체 복제방식은 지난 수십 년간 두 방향으로 진화해왔다. 하나는 D램의 사례로 설명했듯이 더 작은 반도체를 더 세밀하게 복제해 집적도를 높이는 방향이다. 인간의 머리카락 두께의 1/1000보다도 더 작은 나노미터(10^{-9}미터) 급의 선폭으로 트랜지스터를 복제할 수 있는 현 포토리소그래피 공정 기술은 여전히 더 세밀한 디자인이 가능하도록 혁신을 거듭중이다. 다른 한 방향은 OLED 디스플레이 사례에서 볼 수 있듯이 대면적 전자정보기기 생산이 가능하게 하는 복제기술의 발전이다. 높은 정밀도와 세밀도를 가졌으나 복잡하고 값비싼 포토리소그래피의 방법 대신에, 전통적으로 문서 인쇄에 사용되어 왔던 프린팅 기술을 활용하여 대면적 반도체 소자와 시스템을 만드는 혁신적인 프로세스는 현재 전 세계 여러 곳에서 그 기술을 개발 중에 있다. 인쇄

방식의 공정은 상온에서 공정이 가능해 플라스틱, 종이, 섬유 등 다양한 기판을 이용할 수 있어 플렉서블/웨어러블 전자기기의 제작에도 응용이 되고 있으며(그림 8), 조직공학과 재생의학에도 적용이 되고 있다. 같은 듯 다른 이 두 반도체 복제방식은 오늘도 새로운 가능성을 향해 진화하고 있다.

참고문헌

삼성반도체이야기, http://samsungsemiconstory.com/
안진호 · 이상설, 「포토리소그래피의 기본원리」, 『물리학과 첨단기술』, January/February 2011.
양용석 외, 「인쇄전자 기술 및 동향」, 2013 Electronics and Telecommunications Trends, 한국전자통신연구원, 2013.
육영수, 『책과 독서의 문화사』, 책세상, 2010.

Hutchings, Ian M. and Martin, Graham D., *Inkjet Technology for Digital Fabrication*, Wiley, 2012.
Jung, Sungjune, et. al., "All-Inkjet-Printed, All-Air-Processed Solar Cells", *Advanced Energy Materials* 14, 2014.
Murphy, Sean and Atala, Anthony, "3D bioprinting of tissues and organs", *Nature Biotechnology* 32, 2014.
Sou, Antony and Jung, Sungjune, et. al., "Programmable logic circuits for functional integrated smart plastic systems", *Organic Electronics* 15, 2014.

2장

확장하는 복제 혹은 복제의 기원

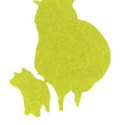

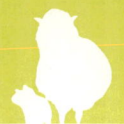

재현의 미학
특수성 차원의 세계 복제

박상준

**문학과 복제,
세 가지의 경우**

문학에서의 복제에 대해 말하자면 세 가지 경우를 떠올릴 수 있다.

하나는 문학작품과 그 형상화 대상 사이의 복제 관계다. 이순신 장군의 행적을 다룬 소설을 두고 소설에 그려진 장군의 삶이 실제의 그것에 어느 정도 충실한가를 따질 때 이 관계가 문제된다.

다른 하나는 문학작품들 사이에서의 복제 관계다. 어떤 작품이 다른 작품의 내용을 거의 통째로 옮겨 온다면 그것은 도용이요 표절이므로 따로 이야기할 바가 못 되겠지만, 사태가 이렇게 단순하지만은 않다. 세상에 존재하는 문학작품들이 워낙 많다 보니 삼각관계나 혼사장애 등과 같은 일부 모티프들은 전 세계의 수많은 작품들에서 두루 사용되기도 하는데, 이러한 경우는 서사구성상의 공통 패턴을 활용한 것이라고 할 수 있다는 점에서 복제의 관계로 말해볼 여지가 충분하다. 좀 더 나아가면, 상호텍스트성(intertextuality)이라는 최신 문예이론을 떠올려 볼 수도 있다. 이 이론에 따르면 문학작품을 포함한 모든 텍스트들은, '텍스트소' 즉 텍스트를 이루는 요소들이 모여 있는 바다에서 몇몇 텍스트소를 취합한 결과로 간주된다. 우주의 모든 존재가 한정된 수의 원자들을 서로 다른 방식으로 공유하면서 이루어지듯이, 텍스트소들의 바다라는 일정한 풀(pool)에서 몇몇 텍스트소들을 뽑아내는 방식으로 무한한 개별 텍스트들이 생성된다는 것이다. 이러한 입장에서 보면, 하나의 문학작품이 이전 작품들의 이런저런 요소들을 차용하여 이루어지는 혼성모방(pastiche, 페스티쉬)이 사실상 모든 작품들에 공통되는 특징이라고 할 수 있게 된다. 문학작품들 사이에서 광범위한 복제 관계가 마련되는 것이다.

셋째로는 하나의 문학작품을 말 그대로 '베끼는' 경우이다. 이는 다시 둘로 나뉘는데, 인쇄술이 보편화되지 않은 전근대사회에서 문학작품을 필사하여 소장·유포하는 경우가 하나고, 영화의 복제 및 배포와 비슷하게, 작가의 원고를 다듬어 수많은 책으로 찍어내는 출판 방식이 다른 하나다.

이렇게 문학에서의 복제 문제는 문학작품과 대상의 관계, 문학작품들 사이의 관계, 원본 창작물과 책의 관계라는 세 갈래로 생각해 볼 수 있지만, 이 글에서는 첫째 경우에 한정하여 논의를 전개한다. 다른 경우의 복제들과 달리 문학의 복제가 갖는 고유의 특징이 여기에서 잘 드러나기 때문이다.

형상화(Imagery)와 재현(Representation)

문학작품과 그것이 대상으로 하는 것 사이의 복제를 이해하기 위해서는 먼저, 문학작품이 형성되는 방법을 가리키는 '형상화'의 뜻을 살피고 형상화와 복제와의 관계를 명확히 해야 한다.

일반적으로 형상화는 어떠한 텍스트가 자신을 문학작품으로 만들어 내는 방식을 가리킨다. 그런데 '형상화'라는 개념은 말 그대로 어떤 것을 형상(形象) 차원의 것 즉 구체적으로 볼 수 있는 것으로 만든다는 말이어서 시각적인 복제라는 뉘앙스를 짙게 띤다.[*] 한편 문학작품의 형상화(의 결과)가 회화나 영화가 보이는 시각적 재현과 동일한 것이 아님은 따로 설명이 필요 없을 만큼 분명한 사실이다. 이 두 가지 사실 즉 형상화라는 말의 뉘앙스와 실제로 그것이 가리키는 문학작품의 양상은 서로 부합하지 않는다. 이러한 상황은 문제적인데, 이 문제의 원인은 형상화에 대한 문학전문가들의 견해 자체가 이원적이라는 사실에서 찾아진다.

사전에서는 형상화의 뜻을 크게는 '작가가 선택하는 재료 및 그 재료에 예술적 형태를 부여하는 모든 과정'으로, 작게는 '묘사나 대화 등의 기법을 통해 제시되는 구체적이고 실감 있는 표현 방식'으로 풀이한다.^{**} 전자는 형상화의 뜻을 매우 넓게 규정하여 지나치게 추상적이고, 후자는 개념

---

[*] 이러한 사정은 형상화에 해당하는 단어로, '심상(心象)'으로도 번역되는 'imagery'를 사용하는 영어에서도 동일하다.
^{**} 한용환, 『소설학 사전』, 문예, 1999, 503쪽.

의 폭이 너무 좁아서 '구체적이고 실감 있는 장면 묘사'가 없는 문학작품들에는 적용될 수 없다는 점이 금방 눈에 띈다.

형상화라는 말의 뉘앙스와 실제 작품들 사이의 불일치 문제는 이러한 두 가지 개념 규정의 차이에서 비롯된다. 문학작품이 형성되는 방식을 통틀어 일컫는 넓은 의미의 형상화 개념과 리얼한 장면을 재현하는 구체적인 방법을 지칭하는 좁은 의미의 형상화 개념을 구별하지 않고 사용할 때 위의 불일치가 문제되는 것이다.

문학작품과 그 대상 사이의 복제 관계를 이야기할 때에도 두 개념의 차이를 명확히 의식하고 있어야 한다. 결론을 당겨 말하자면, 문학작품과 그 대상 사이의 복제 문제를 검토할 때는 좁은 의미의 형상화 즉 구체적이고 실감 나는 장면을 구현하는 방법으로서의 형상화가 이루어진 작품들로 한정해야 한다. '좁은 의미의 형상화'가 문학에서의 대상 복제에 해당된다는 것인데, 논의를 명료화하기 위하여 이하에서는 이러한 '좁은 의미의 형상화' 대신에 '재현(representation)'이라는 개념을 사용한다. 이하의 논의에서도 확인되지만, '재현' 개념은 문학작품의 형성 방식으로서의 '형상화' 개념 속에 포함되는 것이 아니다. '재현'은 회화나, 조각, 연극 등 다른 예술에서는 물론이요 다양한 학문적 연구에서도 구사되기 때문이다. 이렇게 폭넓은 외연을 갖춘 '재현'이 문학작품의 형성 방법 측면에서는 '좁은 의미의 형상화'와 대체로 겹쳐진다고 이해하면 된다.

요컨대 문학작품과 대상의 복제가 문제되는 것은 재현의 미학이 구현된 문학작품들의 경우로 한정되는 것이다.

복제로서의 재현의 원리와 양상

문학작품이 대상을 복제하는 재현의 방식이 갖는 가장 두드러지는 특징은 그 결과가 시각적이지 않다는 사실이다. 회화나 조각이 유사성에 기초하여 대상을 시각적으로 재현하는 반면에 언어로 이루어지는 문학은 대상을 '지시'하는 방식으로 재현한다. 한눈에 보아 무엇을 복제했는지 알아차릴 수 있는 미술과 달리 복제 효과의 직접성은 떨어지지만, 그렇다고 해서 '지시적 재현'을 통한 문학의 복제 효과가 미진한 것이라고 할 수는 없다. 오히려 사정은 반대에 가깝다.

문학의 재현은 시각만으로는 포착할 수 없는 세계의 참모습을 겨냥한다. 시각적 재현이 머무르기 십상인 현상에 갇히지 않고 그 너머의 본질을 추구하는 것이다. 이때 '세계(die Umwelt)'란 개인 주체를 둘러싸고 있는 모든 것으로서 자연과 사회, 타인들 모두를 포함한다. 자연 환경의 실제와 의미, 사회의 특성과 현재 상황, 인간의 본성 등 어마어마한 문제들이 문학적 재현의 대상이 되는 것이다. 이렇게 열거해 두면 너무 거창한 느낌이 들겠지만, 사실 이는 언어의 본질 지시 기능의 일반적인 양상이 문학의 영역에서 구현된 것에 불과하다고 할 수 있다.

언어에 의한 본질의 지시는 다음 세 가지 방식으로 이루어진다. 첫째는 본질을 직접 기술하는 것이고, 둘째는 본질적 국면을 형상화하는 것이며, 끝으로 셋째는 본질을 환기시키는 것이다. 본질에 대한 이론적인 탐구의 결과로 그 정체를 직접 기술·지시하는 첫째 경우를 우리는 학문이라고 한다. 자연과학이나 사회과학, 인문학 모두 이러한 점에서 차이를 보이지 않는다. 본질적 국면을 재현의 방식으로 형상화하는 둘째가 리얼리즘문학이 대표하는 예술의 방식임은 물론이다. 본질을 직접 가리키거나 드러내 보여주는 대신 최종적으로 그것이 환기되게 하는 셋째 방식 또한 주로 예술에서 드러난다. 상세히 논할 여유는 없지만 문화적 콘텍스트(context)를 공유한 집단 내에서만 통용되던 전근대의 고급 문화예술이나 장르코드가 뚜렷한 대중문학이나 대중문화 등이 그 예가 된다.

이렇게 자연과 사회, 인간을 대상으로 아우르면서 그 참모습, 본질을 재현하고자 하는 문학의 노력은 문명의 역사와 나란히 전개되어 왔다.

이러한 노력에 대한 최초의 평가는 유감스럽게도 부정적인 것이었는데, 플라톤이 말한 미메시스(mimesis)가 그것이다. 천사만물(千事萬物)의 본질을 이데아라고 주장한 그는 현상에 머물지 않고 현상 너머에 있는 이데아를 찾고자 하는 노력만이 값진 것이라고 생각했다. 그런 그가 보기에 예술가들은 현상에서 이데아를 추구하는 철학자들과는 반대로 현상에

유학에 기반을 둔 조선시대 선비들의 예술이나 가톨릭 및 교부철학에 근거를 둔 서양 중세의 예술 등이 좋은 예가 된다.

SF나 판타지, 추리 등이 각각에 고유한 코드를 갖고 있다는 사실, 할리우드 영화가 자기만의 문법을 재생산한다는 사실 등을 떠올려 보자.

대한 불충분한 모사(模寫, mimesis)를 내놓으며 우리를 미혹시키는 쓸데없는 존재에 불과했다. 이로부터 철학자들이 다스리는 이상 사회에서는 예술가가 필요 없다는 저 악명 높은 '시인 추방론'이 등장하는 것이다.

이러한 사정은 플라톤의 제자 아리스토텔레스에 의해 극적으로 뒤집힌다. 그는 스승인 플라톤과 마찬가지로 미메시스라는 단어를 사용하지만 그 뜻을 달리하고 가치평가를 완전히 뒤바꾸어 놓았다. 아리스토텔레스가 보기에 예술이란 전체적으로 보아 모방(mimesis)**의 양식이다. 수단에 따라 차이는 있지만 예술은 '행동'을 대상으로 하여 인간의 행위와 성격을 재현한다.*** 인간의 행위로 이루어지는 사건을 두고 말하자면, 실제로 일어난 일이 아니라 일어날 법한 일 즉 개연성 또는 필연성의 법칙에 따라 가능한 유형의 일을 모방한다.****

아리스토텔레스의 주장에서 중요한 것은, 예술이 개별적이고 우연적으로 보이는 사건을 모방하되 그 결과로 드러나는 것은 그러한 사건을 예시로 포함하는 보편적이고 일반적인 의미라는 사실이다. 개별성과 보편성이 이러한 관계로 엮여 있는 것 즉 개별적인 사건이 보편적인 의미를 띠고 있는 이런 상태를 특수성이라고 하는데, 이런 맥락에서 다시 말하자면 문학을

---

* 플라톤, 조우현 역, 「국가」, 『국가/시학』, 삼성, 1990, 391~409쪽 참조.
** 똑같은 미메시스(mimesis)지만 두 사람의 의미 부여가 정반대라는 점에서, 플라톤의 미메시스는 '모사(模寫)' 아리스토텔레스의 미메시스는 '모방(模倣)'이라고 구분하여 번역한다.
*** Aristotle, trans., Seth Benardete&Michael Da, *On Poetics*, St. Augusine's Press, 2002, pp.2~3.
**** *Ibid.*, p.27.

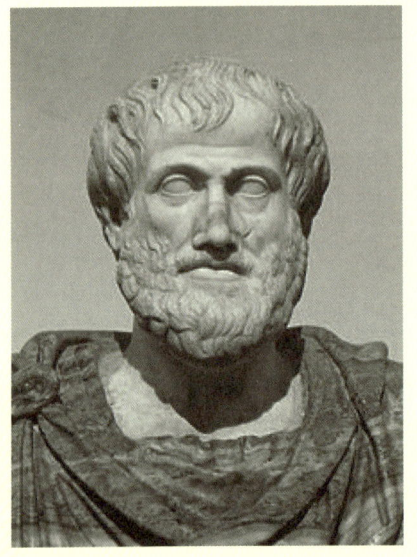
그림1
아리스토텔레스

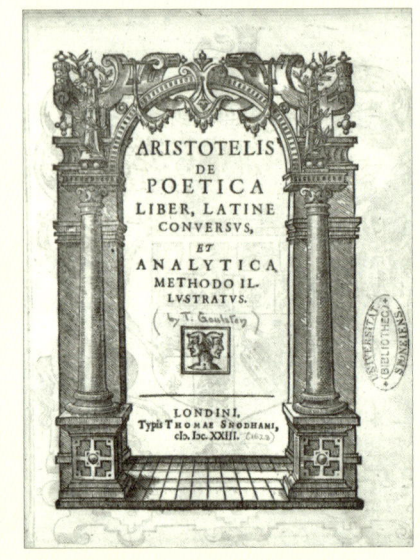
그림2
Poetica

포함한 모든 예술은 바로 특수성 차원을 그려 보인다고 할 수 있다.

현상적으로는 개별적인 것을 보여주되 궁극적으로는 보편적인 것을 드러내는 예술의 이러한 특성을 적극적으로 채택한 문학이 바로 리얼리즘이며 그 미학적 원리가 '반영(reflection)'이다. 19세기 전반기의 발자크(Honore de Balzac)야말로 당대 사회의 본질을 잘 보여준 작가라는 루카치(Georg Lukács)의 '위대한 리얼리즘'론이나, 작품과, 작가가 속한 계급의 세

---

* 이에 대한 본격적인 연구가 게오르크 루카치의 『미와 변증법—미학의 범주로서의 특수성』(여균동 역, 이론과실천, 1987)이다. 책 전체에 걸쳐 예술적 반영의 특징으로 특수성을 강조하고 있는데 특수성과 개별성, 보편성의 예술적 관계를 정리한 165~169쪽의 논의가 주목할 만하다.

계관, 사회경제적 토대의 3자 사이에 상동관계가 있다고 본 루시앙 골드만(Lucien Goldmann)의 '상동성(Homology)' 이론과 그것을 발전시킨 소설사회학* 등이 이러한 맥락의 주요 문학론이다.

우리나라의 작가, 작품들을 보자면 식민지 시대의 현실을 종합적으로 그려 보인 염상섭의 『삼대』, 같은 시기 농촌의 생활상을 경제 문제를 근간으로 파악하여 형상화한 이기영의 『고향』, 식민지 시대 전체에 걸친 역사의 흐름을 포착한 박경리의 『토지』, 한국전쟁 전후 한국 현대사의 굴곡을 작품화한 조정래의 『태백산맥』이나 김원일의 『겨울 골짜기』와 같은 역사소설 등 또한 개별적이고 구체적인 사건들을 통하여 사회 전반의 특성이나 역사의 참모습을 재현해 낸 좋은 예가 된다.

이상과 같이 문학작품은 특수성 차원에서 사회와 역사의 본질을 재현하는 방식으로 사회와 역사에 대한 예술적 복제를 수행해 왔다.

문학적 복제의 의미와 의의 | 사회와 역사의 재현으로서의 문학작품의 복제는, 복제의 기능을 좀 더 폭넓게 사고하고 나아가 복제 자체를 보다 유연하게 이해할 수 있게 해 준다.

일반적으로 복제라 하면 두 가지를 떠올리기 십상이다. 대상을 시각적

---

* 루시앙 골드만, 송기형 · 정과리 역, 『숨은 신』, 연구사, 1986 및 루시앙 골드만, 조경숙 역, 『소설사회학을 위하여』, 청하, 1982.

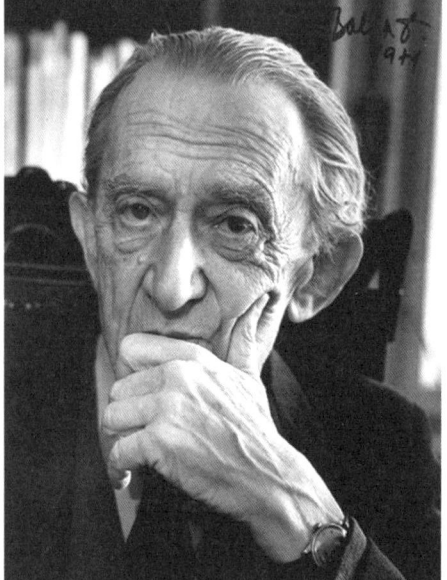

그림3
게오르그 루카치

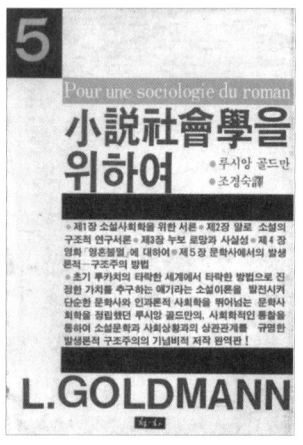

그림4
루시앙 골드만의
『소설사회학을 위하여』

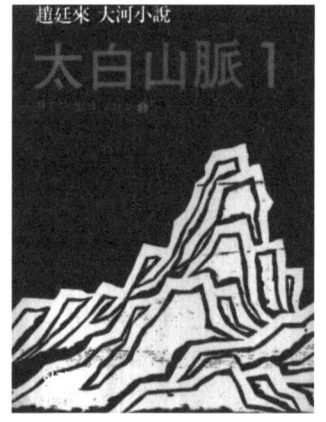

그림5
조정래의 『태백산맥』

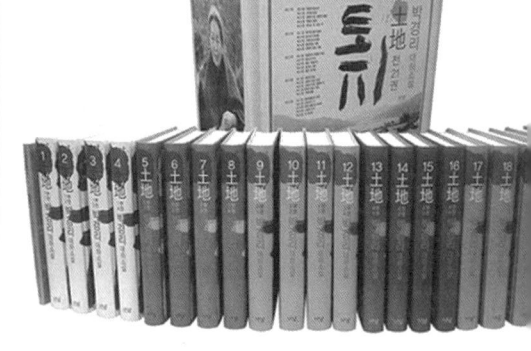

그림6
박경리의 『토지』

으로 재현하는 미술이나 사진술이 하나고, 원본과 똑같은 것을 생산하는 3D 프린팅 등의 기술이 다른 하나이다. 이들의 경우 복제의 목적이자 동시에 효과는, 각각 대상에 대한 가상을 창출하거나, 원본과 동일한 기능을 복제물에 부여하는 데서 찾을 수 있다. 복제의 주요 양상이라 할 이 두 가지 모두 나름의 의미를 갖는 것은 물론이지만, 엄연한 한계를 갖는 것 또한 간과할 수 없다. 가상을 창출하는 시각적 복제는 실제를 가릴 수 있고, 기술적 복제는 형태가 있는 소규모의 대상만을 복제할 수 있다는 한계를 가지는 것이다.

특수성 차원에서 세계를 재현하는 문학의 복제는, 미술이나 기술의 복제가 갖는 이러한 한계를 지양한다는 점에서 주목할 만하다. 앞 절에서 예로 들었듯이 문학의 복제는 인간이나 사회, 역사와 같이 우리들 삶의 근본적인 상황을 결정하는 의미심장한 것들을 대상으로 한다. 그 결과 인간의 본성이나 사회의 기본적인 특성 및 특정 사회상황의 본질, 역사의 전개 양상이나 원리 등을 알 수 있게 해 준다.

재현의 미학에 기초한 문학작품은 세계라는 대상을 말 그대로 복제하는 것이 아니라(이는 무엇으로도 불가능하다), 세계를 우리가 파악·이해하는 대로 환기시키는 것이다. 여기서 문학의 복제가 주는 의의를 찾을 수 있다. 복제라는 것이 원본의 확산이나 대체에 그치지 않고 원본의 본질이나 참모습을 이해하는 것이기도 하다는 점을 알려주는 까닭이다.

참고문헌

골드만, 루시앙, 조경숙 역,『소설사회학을 위하여』, 청하, 1982.
_____, 송기형·정과리 역,『숨은 신』, 연구사, 1986.
루카치, 게오르크, 여균동 역,『미와 변증법―미학의 범주로서의 특수성』, 이론과실천, 1987.
플라톤, 조우현 역,「국가」,『국가/시학』, 삼성출판사, 1990.
한용환,『소설학 사전』, 문예출판사, 1999.

Aristotle, *On Poetics*, trans., by Seth Benardete & Michael Da, St. Augusine's Press, 2002.

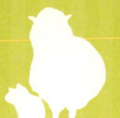

기계적 복제 시대의 저자
마르셀 뒤샹의 〈샘〉과 복제품의 오리지낼리티[*]

우정아

> 독자의 탄생은 저자의 죽음을 대가로 해야 한다.
>
> — 롤랑 바르트, 「저자의 죽음(1968년)」에서^{**}

미술과 사물의 얄팍한 경계

1917년, 미술가 마르셀 뒤샹(Marcel Duchamp, 1887~1968)은 뉴욕의 한 욕실 용품 판매장에서 남자용 소변기를 구입했다. 그는 소변기를

---

* 이 글은 우정아, 「기계적 복제 시대의 저자—마르셀 뒤샹의 〈분수〉와 복제품의 오리지낼리티」, 『미국학』 29집, 2006.12, 141~161쪽 중 일부를 수정·보완한 것이다.

** Roland Barthes, "The Death of the Author (1968)", trans., Stephen Heath, *Image-Music-Text*, New York: Hill and Wang, 1977, p.148.

옆으로 세워 눕히고, 하단에 "리차드 머트(R. Mutt)"라는 익명으로 서명을 한 후, 〈샘(Fountain)〉이라는 제목을 달았다. 〈샘〉은 미술가 단체인 독립미술가협회의 첫 번째 전시회에 출품되었다. 그러나 협회측은 〈샘〉의 전시를 거부했고, 소변기의 미술관 입성은 실패했다. 〈샘〉은 미술가가 직접 제작한 것이 아니며, 이것은 변기일 뿐, '미술이 아니기 때문'이었다. 따라서 〈샘〉은 대중에 전시된 적도 없고, 실제 그 '물건'은 곧 잃어버렸으며, 〈샘〉의 진짜 저자가 뒤샹임을 아는 사람도 몇 없었다. 그럼에도 〈샘〉은 20세기 초 아방가르드의 상징이자 레디메이드의 시작으로 현대미술사의 첫 장을 장식하고 있는 반면, 전시회에 출품되었던 수많은 작품들은 대부분 망각되었다.

협회가 〈샘〉을 거부한 것에 반발하여 뒤샹은 곧 협회를 탈퇴했고, 자신이 출판하고 있던 잡지 『맹인(The Blind Man)』을 통해서 비난의 목소리를 모으기 시작했다. 뒤샹은 당대 최고의 모더니즘 사진가였던 알프레드 스티글리츠(Alfred Stieglitz, 1864~1946)에게 〈샘〉의 작품사진을 맡겼다. 그는 초점을 흐리고 노출을 조절하여 〈샘〉의 흐르는 듯한 곡선과 매끄러운 도기 표면을 강조하였고, 사진 속에서 〈샘〉은 마치 부드럽게 빛나는 추상 조

---

* 〈샘〉의 제작과 전시를 둘러싼 기본적인 내용은 William Camfield, *Marcel Duchamp : Fountain*, Houston:Houston Fine At Press, 1989; William Camfield, "Marcel Duchamp's Fountain:Aesthetic Object, Icon, or Anti-Art?," ed., Thierry de Duve, *The Definitely Undefined Marcel Duchamp*, Cambridge:The MIT Press, 1991, pp. 133~178; Martha Buskirk, "Throughly Modern Marcel," *October* 70, 1991 Fall, pp.113~125 등 참조.

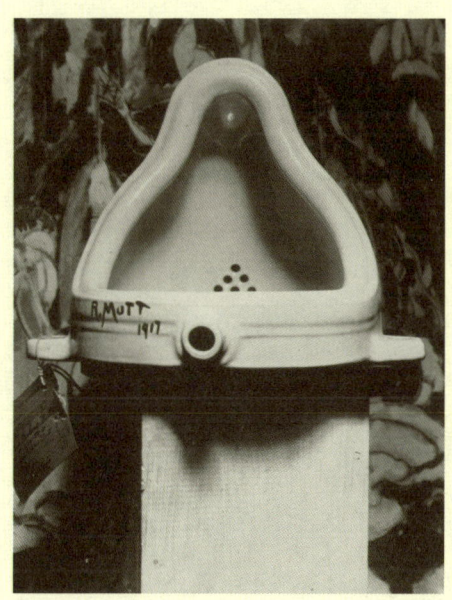

그림 1
마르셀 뒤샹, 〈샘〉, 1917년. J. L. Mott Iron Works사가 제작한 시제품 변기, 사이즈 미상. 1917년 알프레드 스티글리츠가 촬영한 사진.

각과도 같았다(그림1). 평론가 루이즈 노튼(Louise Norton)은 단아한 조명을 받으며 기단 위에 놓여있는 〈샘〉에서 '명상하는 부처'를 연상하기도 했다. 그러나 뒤샹은 자신이 〈샘〉의 작가였다는 사실은 밝히지 않았다. 잡지에서 내내 미술가로 언급된 것은 베일에 가려진 "리차드 머트 씨"였고, 스티글리츠 역시 "머트"가 뒤샹의 익명이었다는 사실을 몰랐다고 전해진다. 당시에는 소수의 사람들만이 "리차드 머트"의 정체를 알고 있었으나, 뒤샹이 〈샘〉의 작가라는 사실이 언제 공공연히 알려졌는지는 아직도 불분명하다. 〈샘〉 혹은 '그' 소변기 또한 전시에서의 탈락을 둘러싼 소동이 일어난 이후 얼마 지나지 않아 사라졌다. 사실, 정확히 어떻게 사라졌는지 알려지지 않았을 정도로 무심히 잃어버렸거나 파괴되었다. 따라서 〈샘〉의 존재는 역설적이게도 저자도 원작도 없는 이중의 '부재'로 이루어져 있었다.

레디메이드의 레디메이드 복제품

1934년에 뒤샹은 미술가로서 은퇴하며 더 이상 "사물을 만들기를 중단"한다고 단언하고 체스 선수가 되었다. 그러나 이미 뒤샹에게 미술가의 작업은 "사물 만들기"가 아니었다. 그 이후로 뒤샹은 잃어버린 〈샘〉을 비롯하여 그의 여러 가지 레디메이드들을 가능한 한 정확하게 복제하기 시작했다. 〈샘〉의 첫 번째 복제품은 1938년 작 〈가방 속의 상자(Box in a Valise)〉에 들어가도록 철재 뼈대에 종이와 풀로 만든 작은 크기의 미니어처였다(그림2). 실제 변기 크기의 복제품은 1950년에 처음 등장했는데, 이것은 컬렉터이자 딜러였던 시드니 재니스(Sidney Janis)가 뒤샹의 부탁으로 파리의 벼룩시장에서 오래된 변기를 선택하여 구입한 것이었다.* 1961년에 스웨덴의 미술평론가였던 울프 린드(Ulf Linde)는 〈샘〉을 포함한 뒤샹의 레디메이드를 복제하기 위하여 작가의 허가를 요청했다. 뒤

---

* Pierre Cabanne, trans., Ron Padgett, *Dialogues with Marcel Duchamp*, New York: Da Capo Press, 1979; Buskirk, 위의 글에서 재인용.
** 〈샘〉의 복제품에 대한 세부적인 사항은 Camfield, *op. cit.*, pp.162~165 참조.

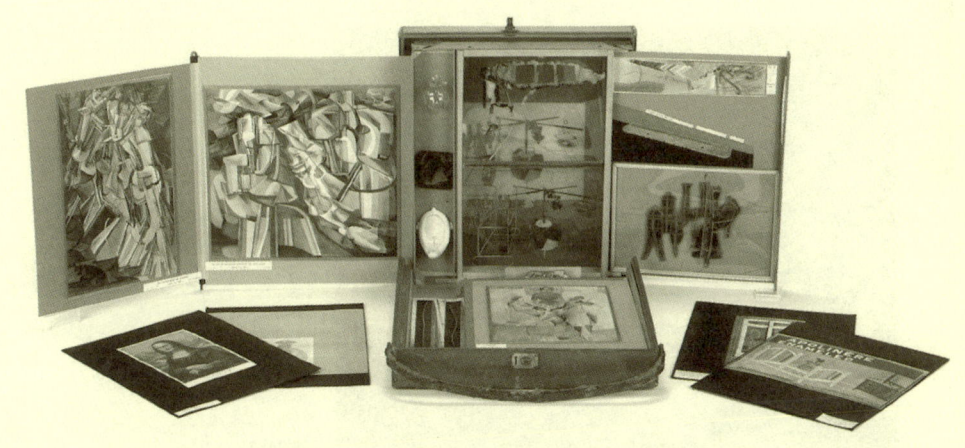

그림2
마르셀 뒤샹, 〈가방 속의 상자〉, 1941~1942년. 뒤샹 작품의 미니어처 복제품과 컬러 사진들 및 가죽 가방 등.
41x38x10.5cm, 샌프란시스코 미술관 소장품.

샹의 허락을 받고, 린드는 온갖 업종의 수공업자들을 고용하여 뒤샹의 작품 카탈로그에 기록된 치수와 사진자료를 기반으로 레디메이드를 만들도록 했다. 그러나 〈샘〉의 경우는 스톡홀름의 한 식당 화장실에서 우연히 발견한 변기를 선택하고, "구입해서 떼어낸 후 깨끗이 닦아서" 다른 수제작 레디메이드와 함께 갤러리에 전시했다. 린드의 변기에는 우선 "R. Mutt 1917"이라고 활자체로 새겨두었다가, 이후 뒤샹의 개인전을 위해 패서디나 미술관으로 운반된 후 활자체를 지우고 뒤샹이 다시 손수 서명을 했다.

1964년에 다다와 초현실주의의 주요 수집가였던 아투로 슈워츠(Arturo

---

* *Ibid.*, p.91.

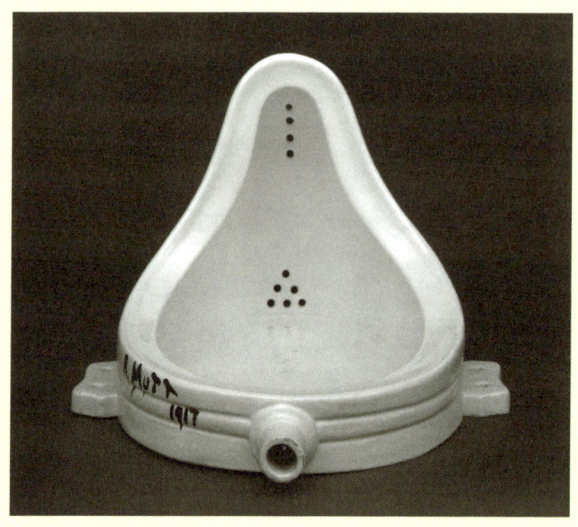

그림3
마르셀 뒤샹, 〈샘〉,
1964년 복제품, 도기에 검은
페인트, 35.5x49x62.5cm,
런던 테이트 갤러리 소장품.

Schwarz)는 다른 레디메이드와 함께 〈샘〉을 복제하려는 또 다른 프로젝트를 시작했다(그림3). 여기서 뒤샹은 각 아이템의 에디션 숫자, 크기, 가격, 출시 방식을 결정하는 등, 복제품 제작의 모든 단계에 적극적으로 참여했다. 결과적으로 14점의 레디메이드가 만들어졌는데 각각 다른 기술자들이 만들었고 그들은 모두 "자기 분야의 전문가"였으며 모든 설계도에는 뒤샹이 "승인의 표시로 서명"을 했다고 한다. 설계도는 원작의 사진을 기반으로 하고 있다. 따라서 스티글리츠의 사진은 예술품의 "모의된" 기계적 복제의 과정에서 오리지널의 지위를 차지한 원작의 유일한 인덱스가

*   *Ibid.*, pp.92~93.

되었다. 뒤샹의 복제품들은 단순히 복제한 레디메이드가 아니라 모의된 것, 즉 오리지널이 없이 복제된 카피들, 시뮬라크라(simulacra)인 것이다.

뒤샹의 복제 작업은 분명히 사물의 생산과는 동떨어진 활동이었다. 오리지널의 가치를 보존하려는 뒤샹의 열망, 그리고 복제품의 유통을 통해 미술가, 즉 저자의 권위(authority)를 강화하려는 뒤샹의 의도는 오리지널을 모방하는 수많은 복제품들의 치밀한 제작 및 유통 과정에서 뚜렷하게 드러난다. 이러한 열망은 가히 페티시즘(fetishism)이라고 부를만했다. 프로이트는 페티시즘을 '상실'을 지각했을 때 "그 상실을 계속 부정하기 위해 취하는 매우 정열적인 행동"이라고 정의했다. 즉, 페티시란 남아에게 있어서의 페니스와 같이 자신에게 소중한 어떤 것이 부재하거나 혹은 박탈될 수도 있다는 극도의 공포감에 맞서기 위해 발명해낸 대체물이라는 것이다. 〈샘〉에서 사라진 것은 오리지낼리티다. 뒤샹의 복제품은 이와 같은 상실과 부재 가운데서, 오리지널과 오리지낼리티의 부재를 인정함과 동시에 부정하는 페티시의 역할을 한다. 복제품이란 근본적으로 한때 존재했던 오리지널의 이차적 부산물이자 오리지널의 존재에 대한 증거물로서의 가치가 있을 뿐이다. 따라서 오리지널의 상실 혹은 부재, 그리고 그에 따른 위기감이 복제품의 필수 조건이다.

〈샘〉은 그 오리지널 자체가 대량생산된 상품이므로 사실상 거의 무한

Sigmund Freud, "Fetishism," trans., James Strachey, *The Standard Edition of the Complete Psychological Works of Sigmund Freud* vol.21, London: Hogarth Press, 1961, p.153.

대의 개수로 복제될 수 있는 가능성이 있었다. 따라서 〈샘〉의 복제품은 이 작품에 원래부터 유일무이성의 가치란 없었고, 미술가라는 권위적인 저자 또한 없었음을 증명할 수 있다. 그러나 동시에 복제품은 오리지널의 가치를 유지하는데 필수적이다. 복제품은 그 개수가 늘어날수록 가치가 떨어지며, 유일무이한 진품은 손에 넣을 수 없다는 안타까운 사실을 재차 확인해주기 때문이다. 〈샘〉의 오리지널은 이미 사라진 채, 단지 스티글리츠의 희미한 사진 속에서만 빛을 뿜고 있기 때문에 더욱더 강렬한 소유욕을 자극한다. 오래된 사진은 그 존재만으로도 잊히거나 사라진 대상에 대한 향수와 멜랑콜리를 자극하기 때문이다. 사라진 것에 대한 향수와 갈망은 필연적으로 좌절될 수밖에 없기 때문에, 끝없이 유지된다. 이처럼 종결(closure)이 없이 무한히 멀어지는 오리지널이 있을 때, 복제품은 오리지널의 부재를 확인함과 동시에 부정하는 기제로 작용한다. 복제품이 늘 오리지널의 존재를 상기시키며, 그에 대한 욕망을 점점 더 부채질하기 때문이다.

이것은 마치 선망의 대상이 되는 고가의 '명품' 핸드백만이 이른바 '짝퉁'을 양산하고, '짝퉁'이 기승을 부릴수록, '진품'을 소유한 이들의 자부심이 올라가는 것과 같은 이치일 것이다. '짝퉁'이 없는 '명품'은 그 인기를 의심할 필요가 있는 것이 세태임에는 틀림없다.

롤랑 바르트(Roland Barthes)는 사진을 회화와 구별하는 가장 큰 특성은 사진이 특정한 시간과 장소에 실제로 존재했던 물질에 빛이 닿았던 물리적 흔적의 결과물이라는 직접성이라고 했다. Roland Barthes, trans., Richard Howard, *Camera Lucida : Reflections on Photography*, New York : Hill and Wang, 1982, pp.4~6.

미술의 끝에 선 미술가

일찍이 1912년의 항공 동력 살롱전에서 프로펠러 앞에 선 뒤샹은 동료 미술가인 페르낭 레제와 콘스탄틴 브랑쿠지에게 물었다. "회화는 끝났다. 누가 프로펠러보다 나은 작품을 만들 수 있겠는가?"라고.* 매끈한 표면과 유려한 곡선이 조화를 이루는 프로펠러는 대량 생산과 기계적 미학이 도래하는 시대에 미술가의 신화에 대한 위협, 회화의 종말에 대한 공포, 그리고 개인적인 저자의 죽음을 암시했다. 곧이어 뒤샹은 대량 생산된 사물을 선택하여 상품으로서의 가치를 삭제하고 신성한 미술품의 반열에 올렸다. 〈샘〉의 복제 과정에서 더 의미 있는 사실은 복제품이 오리지널에 없던 저자의 존재를 되살렸다는 것이다. 뒤샹의 오리지널에는 권위의 근원으로써 미술가의 노동의 흔적이 결여되어 있었다. 그러나 〈샘〉이 기계적으로 생산된 상품이었던 데 반해, 뒤샹의 기억과 각종 기록 자료, 그리고 스티글리츠의 사진에 의존한 그 복제의 과정은 고도로 계산된 작업이었고, 결과물은 미술가 자신이 치밀하게 제작하고 확인하고 인증했다. 원작과 함께 사라진 저자는 복제품을 통해 되살아났다. 〈샘〉에 진품성은 없었고, 대량생산된 원죄를 안은 오리지널 또한 사라졌으나, 뒤샹의 복제품은 이 모든 부재와 상실을 부인했던 것이다.

전통적인 의미의 미술이란 천재적인 작가의 특별한 손재주에 의해 무

---

* Camfield, *op. cit.*, p.147.

(無)로부터 창조해낸 심미적인 사물이며 개개의 작품은 유일무이해야 하는 것이다. 또한 미술품은 그 물리적 형태 속에 심미적, 표현적 가치를 품고 있으므로, 그 외적인 조건, 곧 작품이 놓인 장소, 소유자, 유통 과정 등의 변화와 무관하게 영원히 의미 있는 대상이라고 여겨졌다. 그러나 20세기 초, 뒤샹과 함께 작가가 창조한 것이 아니라 '발견한' 사물로서 레디메이드가 등장하면서 오리지낼리티, 유일성, 그리고 저자의 권위(authority), 저작권(authorship), 진품성(authenticity)과 같이 미술의 가치를 보장하는 기존 개념들은 위기를 맞게 되었다.

피터 뷔르거(Peter Bürger)는 그의 『아방가르드 이론(Theory of the Avant-Garde)』에서 대량생산된 상품에 뒤샹이 서명을 하고 미술이라 부르던 순간을 역사적 아방가르드의 출발점으로 보고 있다. 뷔르거는 서명(signature)이 어떤 미술 작품이 유일무이한 존재임을 표시하고, 특정한 한 개인으로서의 미술가에 의존하여 탄생했음을 확인하는 도구라고 설명했다. 따라서 임의로 선택한 일반적인 사물에 서명을 남긴 것은 미술가의 개별적인 창조성에 대한 조롱이며, 미술 시장에서 서명이 작품의 질적 성취보다 우위에 서있는 현실에 대한 비판이자, 천재성의 신화를 만든 부르주아 사회의 미술원리에 대한 도전이라는 것이다. 그러나 뷔르거가 뒤샹 이후의 현대미술에 대해 우려했던 것은 바로 이 도전이 반복될 수는 없다는 사실이었다. 즉, 미술가의 서명이 담긴 단순 사물이 일단 미술관에 입성하고 나면,

저항은 힘을 잃고 오히려 제도권 안으로 안락하게 편입되기 때문이다.

제도화하는 현대미술에 대한 뷔르거의 진단과 예측은 대부분 들어맞았다. 1950년대 말부터 등장한 팝아트에서는 대중문화의 상업적 이미지들이 미술의 틀 속으로 침범하고, 1960년대 미니멀리즘에 이르러 미술가의 주문에 의해 기계적으로 생산된 사물들이 미술관을 차지하게 되면서 오리지낼리티와 저자의 존재에 대한 의미는 근본적인 변화를 겪어야 했다. 사실상 현대의 미술에서 오리지낼리티와 저자의 권위는 이미 '작가가 손으로 만든 심미적 대상'이라는 개념과는 동떨어져 더 이상 거스를 수 없게 되었다. 미술사학자 권미원이 지적한 대로, 미술가는 이제 스튜디오에 고립된 채 붓을 쥐고 고뇌하지 않는다. 20세기 중반 이래, 미술이 제작, 전시, 유통되는 과정은 미술가, 큐레이터, 미술관과 후원기업 등이 긴밀하게 결합한 국제적인 네트워크 안에서 이루어지며, 그 안에서 미술가로서의 성공은 항공사 누적 마일리지가 잣대가 된다고 할 만큼, 미술가의 활발한 대외 활동이 작품 생산의 핵심 요소가 되었다. 작가는 이제 전화 통화만으로, 혹은 이메일 몇 통으로도 작업을 완성할 수 있다. 즉, 서명이 보증하는 미술가의 존재는 뒤샹의 단 한 번의 저항 이후, 더욱더 강력한 작품의 가치기준이 되어 왔던 것이다.

* Peter Bürger, trans., Michael Shaw, *Theory of the Avant-Garde*, Minneapolis:University of Minnesota Press, 1984, pp.51~52.
** Miwon Kwon, *One Place After Another:Site-Specific Art and Locational Identity*, Cambridge : The MIT Press, 2002, pp.46~50.

이와 같은 미술 생산의 구조적 변화는 이미 언급한 것과 같이, 뒤샹의 레디메이드로부터 시작되었다. 뒤샹이 과연 뷔르거가 주장했던 것과 같이 저자의 권위에 대해 극적으로 저항했는가에 대해서는 의심의 여지가 있는 것이다. 뷔르거가 1960년대 이후의 "네오 아방가르드"에 대해 경고한 바와 같이, 기존 질서의 권위에 대한 저항이 오히려 그 대상을 방어하는 기제가 될 수도 있음을 뒤샹의 작업이 보여주기 때문이다. 뷔르거의 아방가르드론의 중심이 되었고, 또한 뒤샹의 레디메이드로서 지금까지 가장 많은 논의의 대상이 되었던 〈샘〉이 이처럼 신화적인 레디메이드로 만들어진 과정에는 작품의 생산과 유통을 통제하는 강력한 '저자'가 있었다.

기계적 복제 시대의 저자

롤랑 바르트는 과거 저자의 전기적 사실이 문학작품의 이해와 해석을 지배하던 것에서 벗어나 끝없이 열려있는 텍스트의 가능성을 제시하면서 "저자의 죽음"을 이야기했다. 뒤샹은 산업 사회와 기계적 복제의 발전을 맞이하여 위기에 처한 미술의 시대에 '위대한 미술가'로 부상하기 시작했고, 그 과정은 바르트가 "저자의 죽음"을 선언하던 즈음에 완결되었다. 포스트모더니즘의 예술에서 저자에 의해 고정된 의미의 '작품'은 독자의 읽기에 의해 수많은 가능성을 지닌 '텍스트'로 변환했다. 그러나 뒤샹이 증명한 바, 저자는 결코 저항 없이 사라지지 않는다.

참고문헌

Barthes, Roland, trans., Richard Howard, *Camera Lucida : Reflections on Photography*, New York : Hill and Wang, 1982.

_____, trans., *Stephen Heath, Image-Music-Text*, New York : Hill and Wang, 1977.

Bürger, Peter, trans., Michael Shaw, *Theory of the Avant-Garde*, Minneapolis : University of Minnesota Press, 1984.

Buskirk, Martha, "Throughly Modern Marcel", October 70, *Fall* 1991.

Camfield, William, *Marcel Duchamp : Fountain*, Houston : Houston Fine At Press, 1989.

De Duve, Thierry, ed., *The Definitely Undefined Marcel Duchamp*, Cambridge : The MIT Press, 1991.

Freud, Sigmund, "Fetishism", trans., James Strachey, in *The Standard Edition of the Complete Psychological Works of Sigmund Freud*, vol.21, London : Hogarth Press, 1961.

Joselit, David, *Infinite Regress : Marcel Duchamp 1910~1941*, Cambridge : The MIT Press, 1998.

Kwon, Miwon, *One Place After Another : Site-Specific Art and Locational Identity*, Cambridge : The MIT Press, 2002.

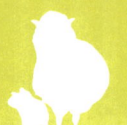

기술미학과 복제

오길영

1

플라톤 이래 서구예술의 강력한 '인식틀'(푸코)은 잃어버린 근원과 원본에 대한 동경, 그것의 예술적 재현이 맺는 관계의 탐구이다. 여기에는 단지 예술만이 아니라 철학적 문제의식이 개입된다. 철학의 세 영토인 존재론, 인식론, 그리고 윤리론의 문제의식과 예술적 재현의 관계가 문제다. 예술의 존재론은 예술 자체의 의미, 그리고 예술이 다루는 현실의 '존재성'은 무엇인가라는 물음과 관련된다. 예술은 무엇인가, 현실은 무엇인가라는 질문들. 그리고 예술이 던지는 인식론적 질문. 예술이 현실과 맺는 관계, 그리고 만약에 현실이 어떤 형태로든 예술에 그 흔적을 새긴다면 그때 예술적 형상화를 어떤 틀로 이해할 수 있을 것인가. 여기서 예술적 재현이 쟁점이 된다. 근대미학은 이런 예술적 존재론과 인식론의 정해진 사유틀 안에서 작업해왔다. 근대미학에 따르면 예술은 어떤 형태로든 현실을 반영, 재현, 혹은 복제한다. 이렇게 되면 예술은 언제나 현실을 뒤따르는 이차적인, 종속적인, 부차적인 복제물에 불과하게 된다. 그 앞에 여러 다양한 형용어들(변증법적, 총체적, 창조적 등)을 붙여도 기본 문제의식은 달라지지 않는다. 재현미학, 복제미학의 한계다. 그러나 문학과 영화로 한정해서 살펴보더라도 종래의 재현미학이나 복제미학은 더 이상 설 자리가 없다. 언어와 상징을 예술적 장치로 사용하는 문학의 경우, 문학이 현실과 맺는 양상의 변모를 기술미학과 직접 연결시키기는 어렵다. 그러나 언어가 살아 움직이는 현실과 그 현실을 규정하는 기술시대의 양상들을 품을 수밖에 없다면, 그리고 그 현실이 기술과 과학의 위력에 영향을 받는 것이라면, 문학이 다루는 '현실'의 내포와 외연 또한 변화될 수밖에 없다. 이런 태도를 굳이 '과학소설(Science Fiction)'의 협소한 영토에 한정해서 단정할 이유는 없다. 현대인들의 일상은 다양한 기술과 이미지들(예컨대 인터넷의 가상현실)에 규정되고 있으며(컴퓨터와 인터넷이 없는 삶을 상상해보라), 그런 이미지들은 현실과 별개로 존재하지 않는다. 범박하게 말해, 이미지가 곧 현실이다. 기술미학의 시대에서 현실(원본)과 이미지(복제물)의 이분법은 붕괴된다. 문학이 다루는 '현실'의 의미가 이제 새롭게 이해될 수밖에 없다. 예술매체이자 동시에 대중적 기술매체의 성격을 동시에 지니고 있는 영화예술의 경우는 이런 이분법의 해체가 더 확연하다.

2

주지의 사실이지만 이제 우리가 상상하는 모든 것들은 괄목하게 발전한 컴퓨티영상제자기술의 영향으로 영화 이미지로 만들어진다. 우리시대의 영화는 말한다. '작가와 감독들이여, 무엇이든 상상하라, 우리가 보여주겠다!' 그것이 미래의 모습이든 혹은 과거의 모습이든. 그리고 관객들은 컴퓨터 기술로 만들어진 가상의 이미지들을 현실적인 것으로 수용한다. 여기서 현실적인 것이란 그것이 진짜로 있었던 '현실'이라는 뜻이 아니다. 오히려 관객은 그런 창조된 이미지들을 통해서만 현실에 접근할 수 있다. 단순화해서 말하면 이미지가 곧 현실이라는 뜻이다. 여기서 기술과 예술이 맺는 관계가 중요하게 제기된다. 이제는 정보통신과 컴퓨터를 응용한 다채로운 이미지의 창출이 가능해진 시대이며, 그런 이미지들을 다루는 기술미학의 문제를 도외시하고 예술적 존재론과 인식론을 말할 수 없게 되었다. 결론을 당겨 말하면 기술미학과 이미지의 시대에 예술적 재현과 복제의 의미는 재고되어야 한다.[*] 원본과 복제물의 우열을

---

[*] 예컨대 엄청난 흥행성적을 거둔 〈아바타〉나 〈명량〉에서 보이는 전투장면들은 거의 대부분 컴퓨터영상기술로 만들어진 것이다. 허구적 세계를 다룬 〈아바타〉는 당연히 그렇지만, 특정한 역사적 '사실'을 배경으로 하는 〈명량〉에서 보이는 전투장면은 실제 현실의 재현이 아니다. 당대의 전쟁에 대해 우리가 알 수 있는 것은 몇 가지 역사적 사료에 남겨진 기록을 통해서일 뿐이다. 그리고 이런 기록들도 역시 현실의 정확한 재현이라고 말할 수 없다. 현상학적 비평이 밝혔듯이, 인간의 모든 인식과 언술행위에는 가치평가와 굴절이 개입되기 때문이다. 현실의 참모습은 언제나 베일에 가려져있다. 따라서 영화 〈명량〉의 전투장면은 수백 년 전 전투의 재현이 아니다. 그것은 당대의 전쟁을 배경으로 삼고 있는 별개의 영화적 창조물이다. 영화의 전투장면은 가상의 이미지지만, 관객에게는 그런 가상의 이미지가 당대현실의 모습으로 인식된다. 여기에 긍정적이든 부정적이든 영화를 비롯한 이미지 예술의 힘이 있다.

[**] 오해를 피하기 위해 말하면, 이런 주장이 현실의 존재를 부인한다는 의미는 아니다. 다만, 우리가 알고 있

논하고, 그 관계를 따지는 예술론은 설 자리를 잃게 되었다.

전 세계적으로 막강한 영향력을 행사하는 할리우드 영화의 특징, 그리고 점차적으로 그를 따라가는 한국영화의 특징은 컴퓨터 기술을 이용한 새로운 기술미학을 전면에 내세운다는 점이다. 벤야민의 표현을 비틀어 표현하면, 이들 영화는 '기술복제'를 넘어선 '기술융합' 시대의 영화이다. 〈트랜스포머〉 시리즈에서 현란한 기술미학이 그 일단을 드러냈고, 〈아바타〉는 그 정점을 보여준다. 그리고 최근 한국영화 흥행기록을 경신한 〈명량〉에서도 확인된다. 〈명량〉의 힘은 전통적 서사가 아니라 컴퓨터 기술로 창조된 전투장면의 생생함에서 나온다. 이들 영화는 우선 그 발상법이 눈길을 끈다. 예컨대 〈트랜스포머〉 시리즈의 변신로봇이라는 발상 자체가 흥미롭지 않은가. 우리가 어린 시절 만화책으로만 상상의 변신로봇이 눈앞에 입체적으로 생생하게 살아 움직이는 시각적 표현으로 만들어졌다는 것은 놀랍다. 그리고 놀라운 풍경과 동식물들이 바로 관객의 눈앞에 생생한 3D 화면으로 펼쳐지는 〈아바타〉를 보면 영화가 보여주는 기술융합의 수준이 어디까지 다다랐는지를 확인할 수 있다. 한국의 영화 제작자들이나 감독들이 〈아바타〉를 보고 10년 후에 나올 영화가 벌써 나왔다고,

---

는 현실의 함의를 이제 달리 이해해야 한다는 뜻이다. 우리시대의 현실은 근대미학이 마주했던 현실이 아니다. 그 변화에 (정보통신)기술의 발전이 관건적인 요인으로 작용한다.

* 다시 오해를 피하기 위해 지적해두면, 이 시리즈의 제작과 인기에서 작동하는 기술미학의 함미는 이 영화의 빈약한 내용과 주제의식과는 별개로 살펴볼 부분이다. 대중이 이런 종류의 시리즈에 열광하는 이유는 이 영화들이 감동적이기 때문이 아니다. 이 영화가 어떤 새로운 '볼거리'를 제공해주기 때문이고, 그 볼거리가 관객에게는 또 다른 의미의 현실로 다가오기 때문이다.

그 기술적 수준, 혹은 그 기술이 만들어낼 수 있는 새로운 현실의 영화적 창조력에 한숨을 내쉬었다는데, 그 마음을 이해할 만도 하다. 그리고 이제 새로운 기술미학의 영화들을 다양하게 실험 중이다.

내가 이들 영화를 보면서 떠올린 것은 독일의 미학자 발터 벤야민의 견해이다. 벤야민은 그의 유명한 에세이 「기술복제시대의 예술작품」에서 이렇게 말한다. 중요한 대목이므로 조금 길지만 인용한다.

대중은 예술작품을 대하는 모든 익숙한 태도가 현재 다시 태어나 생겨나고 있는 모태이다. 양이 질로 바뀌었다. 예술에 참여하는 대중들의 규모가 훨씬 더 커지자 참여 방식이 변하게 된 것이다. (…중략…) 대중들은 산만함을 추구하지만 예술은 보는 사람에게 집중을 요구한다는 말은 근본적으로 오래된 개탄임을 우리는 알고 있다. 그런 말은 상투적인 말이다. 다만 문제는, 이 상투적인 말이 영화를 연구하는데 하나의 입지점을 제공하고 있는 것은 아닌지 하는 것이다. (…중략…) 산만함과 집중은 다음과 같이 정식화될 수 있는 대립관계 속에 있다. 예술작품 앞에서 집중하는 사람은 그 작품 속으로 빠져 들어간다. 그는 자기가 완성한 그림을 보고 그 속으로 들어간 어느 중국 화가에 관한 전설처럼 그 작품 속으로 들어간다. 이에 반해 산만한(정신이 분산된) 대중은 예술작품이 자신들 속으로 빠져 들게 한다. (…중략…) 예술은 이 일을 현재 영화에서 수행하고 있다. 예술의 전(全)영역에서 점점 더 두드러지게 나타나고 있으며 또 통각의 심각한 변화를 보여주는 징후이기도 한, 산만한 상태에서 이뤄지는 수용은, 영화에서 그 고유한 연습수단을 갖고 있다. 그 충격효과에 있어서 영화는 이러한 수용형식과 잘 들어맞는다. 관객으로 하여금 감정인(鑑定人)의 태도를 갖게 함으로써, 뿐만 아니라 영화관에서 이 감정인적 태도가 주의 집중을 포함하지 않음으로써 영화는 제의가치를 뒷전으로 밀어낸다. 관객은 시험관(試驗官)이되, 산만한 시험관이다.

벤야민이 이런 언급은 한 것은 무려 70년 전에 무성영화, 초기 유성영화가 출현한 때였다. 하지만 나는 벤야민의 문제의식이 우리시대의 영화에 더 잘 적용된다고 판단한다. 이들 영화들은 기술복제가 아니라 기술융합에 기반을 둔 새로운 영화의 위상을 드러낸다. 새로운 기술융합의 영화에 대중들은 매혹된다. 이제 "(예술에) 참여하는 대중들의 규모가 훨씬 더 커지자 참여 방식이 변하게 된 것이다." 벤야민은 주로 회화와 영화의 미적 수용 방식이 어떻게 다른가를 설명하면서 이런 언급을 한다. 하지만 위의 언급은 〈트랜스포머〉나 〈아바타〉와 같이 엄청난 물량과 자본, 기술력이 투입된 영화를 설명할 때 더 설득력 있다. 대중과 대중영화는 상호 작용한다. 그 뒤에는 자본과 영화 기술의 발전이 깔려 있다. 블록버스터 영화산업은 말 그대로—블록버스터의 원뜻은 초대형 폭탄이다—초대형의 상업적 대박을 위해 초대형 폭탄만큼의 자본과 기술, 물량을 투입해 영화를 제작한다. 말 그대로 영화는 산업이고 전쟁이다. 그리고 전쟁에서는 대개 물량과 기술력이 승패를 좌우한다. 역으로 대중이 그런 블록버스터 영화에 기꺼이 돈을 지불하고, 이익이 생기기에 할리우드는 더 많은 자본과 물량을 영화에 투자한다. 이런 양상은 이제 점점 할리우드 영화의 제작 시스템을 모방하고 있는 한국영화계에도 발견된다. 그렇게 예술을 수용하는 "대중의 규모"와 참여, 영화 수용양식이 상호작동하며 변화한다. 블록버스터 영화의 제작과 전 세계적 성공의 배경에는 이런 대중의 "참여방식"의 변화가 있다.

3

놀라운 기술력과 영상미학을 보여주는 이들 영화는 대중들을 빠져들게 한다. 이들 영화들이 보여주는 다채로운 이미지들의 폭격은 관객이 지니고 있는 현실과 가상의 경계조차 흔든다. "이에 반해 산만한 대중은 예술작품이 자신들 속으로 빠져 들게 한다." 벤야민은 영화를 볼 때 대중의 정신은 산만해진다고 말한다. "주의집중"이 아니라 어떤 산만함이 영화의 수용에서 작용한다. "영화관에서 이 감정인적 태도가 주의 집중을 포함하지 않음으로써 영화는 제의가치를 뒷전으로 밀어낸다. 관객은 시험관(試驗官)이되, 정신이 산만한 시험관이다." 흥미로운 지적이다. 현대사회의 대중은 "정신이 분산된 시험관"이다. 그러나 대중이 언제나 이런 모습을 보여주는 것만은 아니다. 〈트랜스포머〉나 〈아바타〉는 긴 상영시간동안 대중이 다른 데 정신을 팔지 못하게 한다. 말 그대로 온몸의 감각을 영화의 이미지는 두들겨댄다. 벤야민은 주로 영화의 "촉각적 효과"를 지적했지만 이들 영화는 관객의 전 감각에 충격을 준다. 정신을 차릴 수가 없을 정도이다. 이것은 산만함으로만 단정할 수는 없다. 여기서 서사나 플롯, 인물들은 그다지 중요하지 않다. 특히 〈아바타〉의 경우 이 영화가 기존 영화들의 주제나 내용을 교묘히 '혼성모방' 하고 있음은 금방 알 수 있다. 그러나 관객들은 이 영화에서 새로운 주제의식을 기대하고 영화를 보러가지는 않는다. 그들은 '감각의 충격'을 기대하고 영화를 보러 간다. 그리고 만족하고 매혹된다. 이런 감각의 충격이 주는 의미를 재현과 모방의 근대미학적 개념으로는 온전히 이해할 수 없다.

관객들은 마치 2시간 넘게 고난도 충격의 롤러코스터를 탄 기분을 느낀다. 그렇게 기술융합미학의 영화는 이제 관객에게 정신의 산만함이 아니라 몰입을 요구한다. 그런 몰입을 위한 강력한 수단이 이제 표현 못할 것이 없어 보이는 놀라운 기술력에 기반을 둔 특수효과와 물량공세이다. 적어도 이 점에서 할리우드 영화를 따라갈 자는 없어 보인다. 그러나 벤야민의 말을 다르게 이해할 수도 있지 않을까. 영화는 "제의가치를 뒷전으로 밀어낸다." 대신에 영화는 "물리적인 충격효과"를 주는 걸 목표로 한다. "영화는 그 기술적 구조의 힘으로, 다다이즘이 이를테면 도덕적인 충격효과 속에 아직 포장해 두었던 물리적인 충격효과를 그 포장으로부터 해방

---

* 영화에서 서사와 이미지가 맺는 관계에 대한 천착은 영화학, 혹은 영화비평의 핵심쟁점 중 하나다. 이에 대해서는 자크 오몽, 이정하 역, 『영화와 모더니티』(열화당, 2010)를 참조.

시켰다." 특히 블록버스터 영화에서는 "물리적인 충격효과"가 절대적으로 중요하다. 〈트랜스포머〉나 〈아바타〉, 그리고 지금도 수없이 상영되는 가상이미지들의 영화들이 좋은 예이다. 이들 영화를 보는 동안 영화는 관객에게 산만함이 아니라 정신의 집중을 요구한다. 하지만 그것은 영화와 영화 밖의 현실을 연결시키는 어떤 "제의적" 인식을 위한 것이 아니라 오직 순간적인 "물리적인 충격"을 위한 것이다. 이때 물리적인 충격효과는 영화에서 제시되는 이미지들이 현실을 반영하거나 복제하기 때문이 아니다. 그런 점을 아주 배제할 수는 없지만, 그런 이미지의 충격은 그 이미지들만의 세계가 보여주는 새로움과 창의성에서 발생한다. '저 스크린에 내가 알지 못했던 새로운 세계가 존재한다!' 영화의 세계는 문학작품의 세계와 마찬가지로 자신만의 고유성을 지닌다. 굳이 이들 세계의 의미를 논하기 위해서 영화나 문학 밖의 세계를 연결 지을 이유가 없다.

강력한 영화의 이미지 충격을 관객이 견딜 수 있게 하기 위해서 영화는 대중의 산만함을 요구한다고 말할 수 있다. 그렇게 역설적으로 관객의 산만함과 집중은 하나가 된다. 영화의 물리적 충격에 집중하는 만큼 관객의 정신은 역설적으로 산만해진다. 이 점에서 벤야민은 옳다. 이들 영화가 지닌 서사의 빈곤함을 지적하기는 쉽다. 그러나 안이한 비판이다. 그런 비판에도 불구하고 사람들은 이런 영화를 보러 가기 때문이다. 왜 그럴까. 관객은 서사의 충격이 아니라 "물리적인 충격"을 경험하기 위해서 이들 영화를 본다. 그렇다면 벤야민 식으로 표현하자면, 지금 우리가 물어야 할 것은 이런 질문이리라. 왜 대중은 감각의 충격을 욕망하는가. 그런 충격의 경험에서 정신의 산만함과 집중은 어떻게 결합되는가. 그 결합 뒤에는 어떤 기술력이 작용하는가. 영화는 어느 정도까지 기술에 의존하는가. 그런 결합을 깨뜨리고 벤야민이 말한 "제의가치"를 회복할 수 방도는 없는가. 아니면 그런 회복 자체를 기대하는 게 문제인가. 기술융합시대의 예술작품과 미학의 위상은 무엇인가. 그리고 마지막 질문. 근대미학의 강력한 지배소였던 재현과 반영과 복제의 미학은 지금도 유효한가?

4 나는 이들 영화를 보면서 앞으로 적어도 블록버스터 영화에서는 인간 – 배우는 설 자리가 없는 게 아닐까라는 의문이 들었다. 특수효과가 만들어낸 새로운 캐릭터들이 영화를 지배한다. 그런 기계적 캐릭터들은 일면 우리가 살고 있는 '현실'의 면모를 상기시킬 수도 있지만, 그렇지 않을 가능성이 더 높다. 어느 쪽이든 그런 캐릭터들의 등장은 종래 영화론, 배우론의 의미를 해체할 것이다. 기술미학시대의 영화에서 서사의 중요성이 점차 약화된다면 이런 경향은 더 강해질 것이다. 아니, 어쩌면 앞으로는 서사가 중요한 영화에서조차 이제 인간 – 배우들을 기용할 필요가 없어질지 모른다. 컴퓨터 그래픽으로 배우들을 기계적으로, 하지만 실제인간과 아주 방불하게 만들어낼 수 있기 때문이다. 예컨대 〈트랜

스포머〉에서 인간보다 훨씬 우월한 존재인 옵티머스 프리엄은 인간과 비인간(로봇들)의 평화적 공존을 말한다. 그게 가능할까. 실제 현실에서는 어떨지 모르겠지만, 적어도 영화의 세계에서는, 이 영화가 잘 보여주듯이, 그런 공존은 쉽지 않다. 그런 점에서는 '악당'인 디셉티콘이 상황을 제대로 진단한다. 영화에서 인간의 시대는 끝났다. 이제는 기계와 기계미학의 시대이다. 여기서 문학의 운명도 예외는 아닐 것이다.

영화는 인간이 이성적 존재라기보다는 감각적 존재라는 걸 잘 보여주는 장르이다. 머리로는, 이성적으로는 비판하면서도, 몸과 감각의 충격을 즐기기 위해 우리는 〈트랜스포머〉나 〈아바타〉를 본다. 알튀세르의 이데올로기론을 비틀어 제시한 지젝에 기대면 "우리는 무엇이 문제인지를 몰라서가 아니라 그것이 무엇인지를 잘 알면서도, 혹은 잘 알기에 그 짓을 한다." 인식보다 힘이 센 것이 감각이다. 세계관보다 강한 것이 정서다. 그리고 정서와 감각의 집약체가 이미지다. 그때 이미지는 단지 현실의 복제가 아니라 이미 현실의 한 구성요소가 된다. 블록버스터 영화 보기는 지젝이 말하는 '그 짓'의 좋은 예이다. 영화는 문학이나 기타의 서사예술이 줄 수 없는 강력하고 직접적인 "물리적이며 신체적 충격"을 제공한다. 물론 훌륭한 문학작품들도 때로 그런 역할을 한다. 들뢰즈를 따라 나는 그런 "물리적 충격"을 주는 문학작품이 훌륭하다고 믿는다. 문학에서도 때로 물리적, 신체적 충격을 경험할 수 있지만, 영화가 제공하는 시각적 혹은 촉각적 효과와는 비교가 안 된다. 되풀이 묻는다. 우리는 〈트랜스포머〉나 〈아바타〉를 어떻게 수용해야 하는 걸까. 그냥 아무 생각 없이 즐기면 되는 걸까? 나는 블록버스터 영화 보기와 롤러코스터 타기가 거의 같은 물리적 충격을 준다는 비유를 사용했다. 그러나 그건 비유일 뿐이다. 영화는 롤러코스터가 아니다. 왜냐하면 물리적 충격이 압도하는 이들 영화에서도 서사가 아주 배제될 수는 없기 때문이다. 롤러코스터에는 서사가 없다. (어쩌면 롤러코스터 마니아는 롤러코스터 타기도 하나의 서사라고 주장할 수도 있으리라.)

그렇다면 이런 서사의 빈곤과 압도적인 감각적 충격의 관계는 어떻게 이해해야 할까. 혹은 서사의 빈곤이라는 주장의 근거는 무엇인가. 서사의 중요성을 굳이 강조하려는 이런 태도 또한 굳어진 현실 관념의 산물은 아닐까. 서사를 사건의 구성적 연쇄라는 시각에서만이 아니라 이미지의 조합, 이미지의 구성이라는 시각에서 다시 살펴봐야하는 것은 아닐까. 긴 시간 온몸을 두들겨 맞는 듯 한 감각의 충격을 주는, 하지만 서사는 그리 새롭지 못한 이들 영화들은 이렇게 여러 질문을 하게 만든다. 우리시대의 〈헐리우드〉 영화들은 이제 관객에게 통상적인 인문학적 질문들, 재현과 복제의 틀에 갇힌 근대미학의 문제의식을 넘어서 기술융합, 기술미학의 함의를 고민하게 만드는 질문들을 던진다.

---

* 이와 관련된 주목할 만한 최근 연구로는 진중권, 『이미지 인문학』(전2권, 천년의상상, 2014)을 참조.

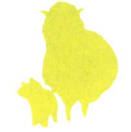

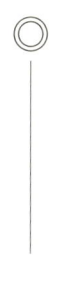

3장

복제의 욕망, 복제의 지평

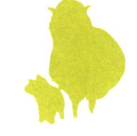

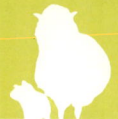

생명 복제, 세 가지 욕망의 교차점

강양구

1997년 2월 22일, 세계 최초의 복제 동물(양) '돌리'가 영국 에든버러에서 7개월 전(1996년 7월 5일) 탄생한 사실이 알려지자 전 세계는 경악에 빠졌다. 최초의 반응은 이런 동물 복제가 결국 인간 복제로 이어질 가능성이었다. 농담 반 진담 반으로 인간 복제를 둘러싼 온갖 가능성이 대중 매체를 중심으로 확산되어 사람들의 호기심을 부추겼다.

"마이클 조던과 같은 운동선수를 다섯 사람 복제해서 농구 팀을 만들면 천하무적이 될까?" "알베르트 아인슈타인 같은 천재를 복제하면, 그가 죽기 전에 미처 해결하지 못한 수많은 과학 난제를 해결할 수 있을까?" "혹시 아돌프 히틀러 같은 독재자를 복제하면, 그에 의해서 또 다른 끔찍한 역사가 반복되지 않을까?" 등.

그로부터 20년 가까이 지난 지금까지 전 세계 어디서도 '공식적으로'

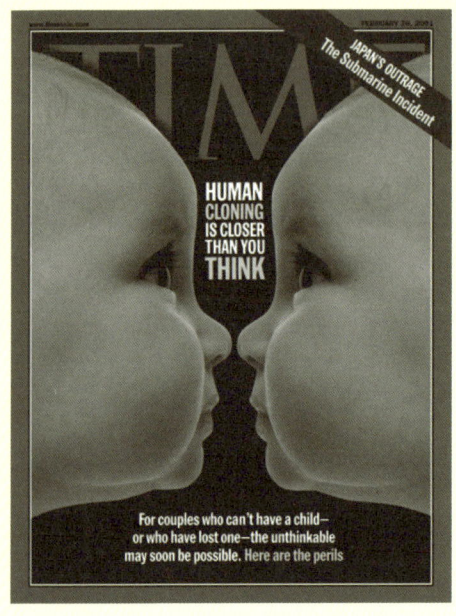

그림1
"인간 복제 우리 생각보다 훨씬 더 가까이 왔다"
Time 2001년 2월 26일

복제 인간의 탄생은 없었다. 우리나라를 비롯한 여러 나라가 윤리 문제를 이유로 인간 복제를 금지하고 있을 뿐만 아니라, 현재로서는 인간 복제 연구가 과연 어떤 과학적 혹은 경제적 이득을 안겨줄지도 지극히 불확실하기 때문이다.

하지만 생명 복제 자체로 시야를 넓혀 보면, 돌리 이후 18년간 엄청난 변화가 있었다. 양에 이어서 소 돼지 말 같은 가축, 개 고양이 같은 애완동물, 늑대 같은 멸종 위기 동물, 심지어 원숭이 복제도 성공했다. 그러니 상당수 과학자는 "자원(인력, 자금, 시설 등)과 의지의 문제일 뿐 지금의 과학기술 수준으로도 인간 복제는 시간문제"라고 입을 모은다.*

도대체 원본과 유전 정보가 똑같은 사본을 만드는 생명 복제가 과학자를 비롯한 여럿의 마음을 당기는 이유는 무엇일까? 왜 과학자는 복제에 매혹당하고, 그런 과학자를 끊임없이 지원하는 사람들이 있을까? 이런 욕망의 근원을 점검하는 일은 중요하다. 왜냐하면, 그것을 통해서 우리는 인간 복제가 현실이 되었을 때 어떤 일이 생길지 짐작할 수 있기 때문이다.

복제 생명은 어떻게 탄생하는가?

지구상의 모든 생명체의 기본 요소는 세포다. 인간도 마찬가지여서, 어른의 경우에는 10조 개가 넘는 세포로 구성되어 있다. 그런데 흥미롭게도 이 10조 개가 넘는 세포의 대부분(체세포)은 각각 한 벌씩의 똑같은 유전 정보가 들어 있다(2n=46). 물론 유전 정보를 절반씩만 가지고 있는 특수한 세포가 있는데 그것이 바로 난자, 정자 등을 일컫는 생식 세포다(n=23).

인간의 경우를 예로 들어 보자. 우리는 아기가 태어나는 과정을 대강 안다. 아빠의 정자가 엄마의 몸속으로 들어가 난자를 만난다. 그리고 아빠, 엄마의 유전 정보를 절반씩 가지고 있는 정자(n=23)와 난자(n=23)가

---

* 강양구, 「한국 줄기세포 연구의 현주소 – '황우석의 덫'에서 탈출하라!」, 『프레시안』, 2013.9.27.

수정(2n=46)되어, 자궁에서 약 38주간 자라면 아기가 된다. 그러니 우리는 누구나 아빠와 엄마의 유전 정보를 절반씩 가지고 있다.

그런데 몇몇 과학자들이 또 다른 가능성에 도전했다. 앞에서 얘기했듯이, 우리 몸속 대부분의 세포에는 똑같은 유전 정보가 한 벌씩 고스란히 들어있다. 이런 세포 중 아무 것이나 골라서 유전 정보 한 벌을 그대로 빼내어 생명체로 키워낼 수 있는 방법은 없을까? 만약에 이런 방법이 가능하다면, 그것은 원본과 유전 정보가 똑같은 복제 생명체가 될 수 있을 것이다.

그런데 이런 방법이 실제로 가능했다. 먼저 여성 A로부터 난자 하나를

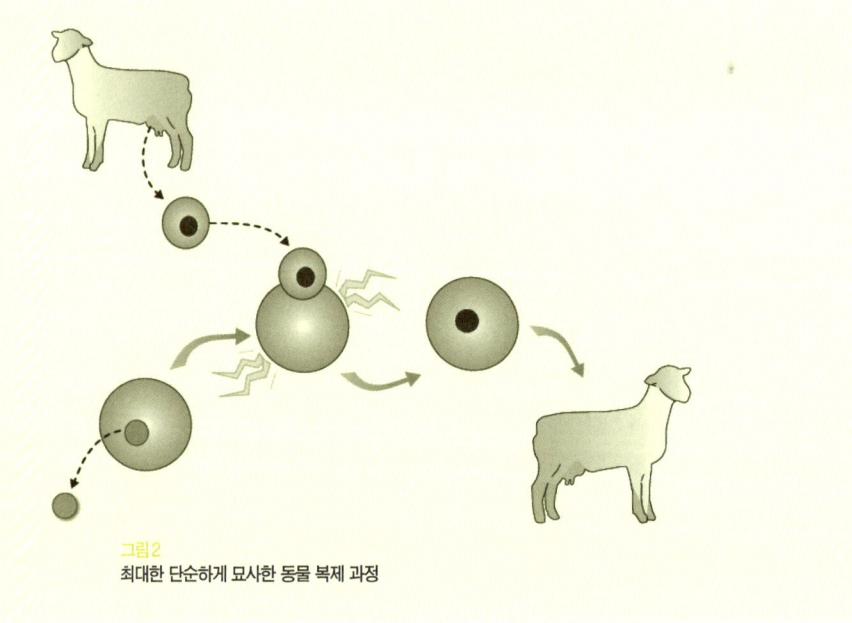

그림2
최대한 단순하게 묘사한 동물 복제 과정

구한다. 그 난자 안에는 A의 유전 정보가 절반만 들어있는 핵이 있다. 그런데 이 난자에 들어있는 핵을 제거하고(탈핵), 그 자리에 또 다른 사람 B의 (체)세포에서 빼낸 핵을 집어넣는다. 물론 이 핵에는 B의 유전 정보 한 벌이 고스란히 들어있다(2n=46).

그럼 A가 제공한 난자는 정자를 만나서 수정을 하지 않았는데도 온전한 B의 유전 정보 한 벌을 가진 상태가 된다(2n=46). 이것은 마치 수정란처럼 자라기 시작하는데, 이 상태를 일컫는 용어가 바로 '복제 배아'다. 이 복제 배아가 또 다른 여성 C의 자궁에 착상해서 약 38주간 아무런 문제 없이 자란다면, 그렇게 태어난 아기가 바로 B와 똑같은 유전 정보를 가진 '복제 인간'이다.[*]

생명 복제, 질병을 치료해 드립니다!

그렇다면, 도대체 과학자가 생명 복제에 매혹당하는 이유는 무엇일까? 가장 큰 이유는 생명 복제가 그동안 시도되지 않았던 새로운 질병 치료의 가능성을 여리라는 기대 때문이다. 아마도 이 글을 읽는 독자라면, 줄기 세포(stem cell)를 들어본 적이 있으리라. 생명 복제는 곧바로

---

[*] 물론 이렇게 C의 배속에서 자라서 태어난 '복제 인간'이 정말로 B와 똑같은 유전 정보를 가졌는지를 놓고서는 이견이 있다. 왜냐하면, 우리 몸속을 구성하는 세포의 중요한 소기관 중 하나인 미토콘드리아는 오로지 엄마가 가지고 있는 난자의 미토콘드리아에서 유래한다. 즉, 태어난 '복제 인간'의 미토콘드리아는 B가 아니라 난자를 제공한 A의 것일 가능성이 있다.

줄기세포로 연결된다.

'아기씨'라고도 불리는 아주 작은 배아는 약 38주 동안 자궁 안에서 자라면서 신경, 혈관, 혈액, 뼈, 근육, 피부, 장기 등을 만들면서 사람의 모양으로 바뀐다. 그렇다면, 초기 단계의 어느 시점에 배아 안에는 신경, 혈관, 혈액, 뼈, 근육, 피부, 장기 등 몸의 어떤 기관으로도 바뀔 수 있는 능력을 가진 세포가 들어있으리라고 짐작할 수 있다.

이렇게 몸의 어떤 기관이든 될 수 있는 가능성을 가지고 있는 세포덩어리를 배아에서 뽑아낸 것이 바로 줄기세포다. 앞에서 복제 배아를 또 다른 여성 C의 자궁에 착상시키는 대신에 몇 가지 인공 처리를 거치면 줄기세포만 뽑아낼 수 있다. 이렇게 복제 배아에서 뽑아낸 줄기세포가 바로 황우석 박사가 한 때(2004~2005년) 만들었다고 주장한 '인간 복제 배아 줄기세포'다.

이제 줄기세포와 생명 복제가 어떻게 연결되는지도 감이 올 것이다. 예를 들어 보자. 여기 교통사고로 척추에 심각한 손상을 입어서 그 안에 들어 있는 척수 신경이 끊어진 환자가 있다. 이렇게 척수 신경이 끊어진 환자는 대부분의 경우 하반신 마비를 가지고 평생을 살아가야 한다.

그럼, 이런 치료 방법은 어떨까? 이런 환자의 체세포에서 핵을 떼 앞에서 설명한 방법대로 복제 배아를 만든다. 그리고 이 복제 배아에서 줄기세포를 뽑아낸다. 만약 이 줄기세포를 이용해 끊어진 척수 신경을 다시 이을 수 있다면, 이 환자는 하반신 마비에서 벗어날 수 있을 것이다. 유전 정보가 똑같은 복제 배아에서 뽑아낸 줄기세포를 이용하니 면역 거부 반응도 없다.

이런 환자의 예는 어떤가? 당뇨병 환자 중에는 선천적으로 이자(췌장)에서 인슐린을 분비하지 못해서 혈당(혈액 속의 포도당)을 제대로 조절하지 못하는 이들이 있다(제1형 당뇨병). 역시 이런 환자의 체세포에서 뗀 핵으로 만든 복제 배아에서 줄기세포를 뽑아낸다. 그리고 이 줄기세포로 이자에서 인슐린을 분비하는 세포를 만든다.

이렇게 복제 배아 줄기세포에서 만든 인슐린 분비 세포를 이 환자에게 이식한다면 제1형 당뇨병을 치료할 수도 있다. 애초 환자와 유전 정보가 똑같은 복제 배아 줄기세포에서 유래한 것이니 역시 면역 거부 반응도 없다. 평생 인슐린 주사를 맞으며 생활해야 했던 이 환자의 난치병 치료의 길이 열리는 것이다.

과학자들이 생명 복제 과정에서 뽑아낸 인간 배아 줄기세포를 이용해서 만들고 싶은 미래가 바로 이런 모습이다. 아직 황우석 박사의 과학 사기가 밝혀지지 않았을 때, 그는 자신이 만든 "환자 맞춤형 줄기세포가 난치병 치료에 돌파구를 마련할 것"이라고 호언장담했다. 그 역시 바로 이런 장밋빛 미래를 우리 앞에 선보였던 것이다.

그럼, 황우석 박사의 줄기세포 연구가 실체가 없는 것으로 판명난 지 9년이 지난 지금 이런 장밋빛 미래는 얼마나 현실이 되었을까? 실망스럽다. 2013년 5월, 미국의 슈크라트 미탈리포프 박사가 세계 최초로 '진짜'

인간 복제 배아 줄기세포를 만들기는 했다. 하지만 이런 복제 배아 줄기세포를 난치병 치료에 이용하려면 아직도 넘어야 할 장애물이 한두 가지가 아니다.

가장 심각한 장애물은 배아 줄기세포 그 자체다. 배아 줄기세포는 몸속의 어떤 기관이든 될 수 있는 가능성 때문에 주목을 받았다. 그런데 이런 가능성은 실제로 이용하는 과정에서는 부메랑처럼 날아와 심각한 피해를 낳을 수 있다. 예를 들어, 끊어진 척수 신경 회복을 기대하고 척추에 주입한 줄기세포가 엉뚱하게 암 덩어리를 낳으면 어쩌란 말인가?

그래서 지금 과학자들은 배아 줄기세포를 마음대로 조절할 수 있기를 꿈꾼다. 하지만 이것이 가능할지는 미지수다. 현재로서는 배아 줄기세포가 마음대로 어디로 튈지 모르는 상황이기 때문이다. 틈만 나면 언론에 줄기세포를 이용한 난치병 치료의 가능성을 예고하는 기사가 넘침에도, 상당수 과학자는 이렇게 털어놓는다.

"줄기세포로 난치병 치료요? 정말로 많은 시간이 필요할 거라고 생각해요."

생명 복제, 슬픔을 치유해 드립니다!

이렇게 배아 줄기세포를 이용한 질병 치료가 진전이 없는 상황에서 생명 복제는 엉뚱한 곳에서 힘을 발휘하고 있다. 갖가지 이유 때문에 자신이 키우던 개, 고양이와 같은 반려동물, 즉 애완동물과 헤어진 사람의 상실감을 치료하는 수단으로 생명 복제, 정확히 말하면 동물 복제가 이용되고 있는 것이다.

가장 대표적인 사례가 바로 황우석 박사다. 과학계에서 퇴출된 황 박사가 재기를 노리며 설립한 수암생명공학연구원에서는 2006년부터 400마리 이상의 개를 복제했는데, 그 중 대부분이 애완용이다. 대략 약 10만 달러(약 1억 원) 정도를 받고서 의뢰받은 개를 복제해 준다. 고객의 대부분은 애완동물을 가족처럼 생각하는 인구가 많은 미국인이다.

정확히 말하면, 수암생명공학연구원에서 복제한 개는 원본과 닮은 다른 개다. 하지만 가족처럼 아끼던 개를 잃고서 슬픔에 빠진 어떤 사람에게 그런 사실 따위는 의미가 없다. 원본과 똑같은 유전 정보를 가진 복제 개가 이 사람의 슬픔을 치료하는 수단으로 이용되는 것이다. 물론 이 사본이 원본과 같지 않다는 사실을 알아차렸을 때는 이미 비용을 지불한 뒤다.

황우석 박사가 사업 모델로 성공적으로 정착시킨 이 애완동물 복제는 의미심장하다. 왜냐하면, 생명 복제가 질병 치료가 아닌 다른 방식으로 이용될 가능성을 예고하기 때문이다. 여기서 가까운 미래의 인간 복제를 둘러싼 갈등을 인상적으로 다룬 소설 『블루 프린트』를 살펴보자.

최고의 피아니스트 이리스(Iris)는 온몸의 근육이 굳어져 가는 희귀병

---

* David, Cyranoski, "Cloning comeback", *Nature* 505, 23 January 2014, pp.468~471.
** 샤를로테 케르너, 이수영 역, 『블루 프린트』, 다른우리, 2002.

에 걸린다. 그녀는 자신의 천부적인 재능을 물려줄 의도로 한 과학자에게 의뢰해 복제 인간 '시리(Siri)'를 창조한다. 원본과 마찬가지로 재능을 타고난 시리는 최적의 환경에서 최고의 피아니스트로 길러진다. 하지만 시리가 사춘기에 접어들면서 원본과 사본 사이에는 심각한 갈등이 생긴다.

애기를 계속하기 전에 한 가지만 짚고 넘어가자. 사실 우리는 이미 복제 인간이 낯설지 않다. 똑같은 유전 정보를 가진 두 사람 혹은 (드물지만) 세 사람, 네 사람이 현실에 존재하기 때문이다. 무슨 소리냐고? 생김새가 똑같은 일란성 쌍둥이, 일란성 세쌍둥이, 일란성 네쌍둥이가 바로 유전 정보가 똑같은 두 사람, 세 사람, 네 사람이기 때문이다.

그래서 어떤 과학자들은 복제 인간이 호기심을 끄는 자극적인 소재처럼 들리긴 하지만, 사실은 시간차를 둔 일란성 쌍둥이일 뿐이라고 그 의미를 폄하한다. 듣고 보면 그럴 듯하다. 하지만 일란성 쌍둥이와 복제 인간 사이에는 결정적인 차이가 있다. 일란성 쌍둥이 사이에는 원본과 사본의 구별이 없지만, 복제 인간은 엄연히 원본과 사본이 존재하기 때문이다.

다시 『블루 프린트』로 돌아가자. '복제 인간은 시간차를 둔 쌍둥이'일 뿐이라는 일부 과학자의 지적을 염두에 두면, 복제 인간 시리는 이리스의 '딸'이자, '쌍둥이' 동생이다. 하지만 현실에서 시리는 이리스의 '딸'도 아니고 '쌍둥이'도 아닌 사본일 뿐이다. 사춘기가 되면서 시리는 이리스의 사본으로 살아가는 자신의 정체성에 극심한 혼란을 느낀다. 그리고 이런 시리를 보는 이리스 또 주변 인물 역시 혼란스럽기는 마찬가지다.

『블루 프린트』를 눈여겨봐야 하는 것은, 이런 설정이야말로 복제 인간을 둘러싼 가장 가까운 미래의 모습일 가능성이 크기 때문이다. 여기 10대의 딸을 사고로 잃은 부모가 있다. 만약 복제 인간이 가능하다면, 이들은 죽은 애완동물을 복제하려는 이들과 마찬가지로 딸의 복제를 어떤 과학자에게 의뢰할지 모른다. (인간 복제 산업의 수익이 쏠쏠할 것이다.)

그렇다면, 이렇게 세상에 등장한 복제 인간과 그들의 탄생을 원한 부모 사이의 관계는 어떻게 될까? 부모가 새롭게 태어난 딸(사본)에게 요구하는 것은 죽은 딸(원본)의 모습이지, 새롭게 태어난 딸(사본)이 만들어갈 모습이 아니다. 이 경우에『블루 프린트』처럼 사본과 그를 둘러싼 환경 사이의 갈등은 심각한 사회 문제로 나타날 것이다.

생명 복제, 장기를 제공해 드립니다!

2005년 여름, 황우석 박사와 인간 복제 배아 줄기세포 연구에 대한 열광이 한창이던 때에 한국에서 영화 〈아일랜드〉가 인기를 끌었다. 이 영화는 약 1억 달러(약 1,000억 원)의 제작비를 들이고도 미국, 유럽, 일본 등지에서 흥행에 참패했는데, 유독 한국에서만 370만 명의 관객을 끌면서 인기몰이에 성공했다.

허술한 스토리텔링을 비롯한 할리우드 영화의 단점을 골고루 갖춘 이 영화를 새삼 언급하는 까닭이 있다. 이 영화의 설정 자체가 허무맹랑하지

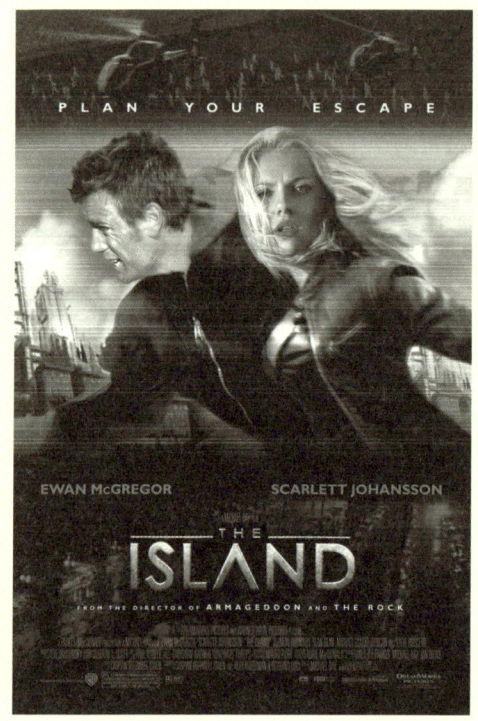

그림3
2005년 여름 개봉한 영화 〈아일랜드〉

만은 않기 때문이다. 이 영화는 부자들이 자신의 복제 인간을 한곳에 모아놓고 사육하는 가까운 미래를 그린다. 자신이 사본인지도 모른 채 수용소에서 살아가는 이들은 결국 원본이 필요할 때 그들의 '스페어'로 이용된다.

원본이 갑자기 폐암에 걸려서 폐의 이식이 필요하다. 그럴 때 이들 사본이 호출되어 폐를 내놓는 것이다. 말도 안 되는 황당무계한 설정이라고? 과연 그럴까. 여기 가능하면 건강하게 오래 살고 싶은 부자가 있다. 그런데 복제 배아 줄기세포 연구는 질병 치료에 끝내 돌파구를 마련하지 못한다. 하지만 자신의 복제 인간을 만드는 일은 어려운 일이 아니다.

이 부자가 어떤 과학자와 결탁해 자신의 '스페어' 역할을 할 복제 인간을 만든다면? 『전갈의 아이』는 바로 이런 가능성을 현실적으로 그린다. 주인공 마트는 거대한 마약 왕국 우두머리의 복제 인간이다. 이 우두머리가 심장마비를 일으키자, 마트는 자신이 우두머리에게 심장을 제공하고자 준비된 '스페어'일 뿐이라는 사실을 깨닫는다.

소설이나 영화에서나 가능한 끔찍한 일이라고? 미국, 유럽, 일본 등 제1세계의 구매자 없이는 중국을 비롯한 제3세계의 불법 장기 매매 시장이 유지되지 못하는 현실을 염두에 두면, 인간 복제가 낳을 새로운 불법 인체 매매 시장을 상상하는 일은 어렵지 않다. 영화 〈아일랜드〉의 명대사처럼 우리는 이미 "굳이 소(인간)를 보지 않아도 고기(장기)를 먹을 수 있으니까."

인간의 불로불사의 욕망, (설사 그것이 메리 셸리의 소설 『프랑켄슈타인』처럼 괴물을 낳을지라도) 새로운 것을 창조하려는 과학자의 욕망, 그리고 이 둘을 묶어주는 (자본이 끊임없이 부추기는) 탐욕, 어쩌면 현실의 생명 복제는 이 세 가지 욕망이 빚어내는 그로테스크한 미래로 우리를 인도할지 모른다. 어쩌면 이미 어디선가 현실이 되었을 수도 있고.

---

* 낸시 파머, 백영미 역, 『전갈의 아이』, 비룡소, 2004.

복제 인간과 더불어 살아가기

우리나라를 비롯한 많은 나라는 인간을 제외한 동물 복제를 허용한다. 그렇다면, 동물 복제와 그 거리가 결코 멀지 않은 인간 복제 사실이 어느 날 갑자기 발표된다면 어떻게 할 것인가? (사실 인간도 동물이다.) 그렇게 복제 인간으로 태어난 아기의 사회적 지위는 어떻게 될 것인가? 당장 그는 법으로 보호를 받을 수 있는 '시민'인가?

『블루 프린트』의 '시리'처럼 원본의 배에서 사본이 태어났다면, 그 사본은 원본의 쌍둥이 '동생'인가 아니면 똑같은 유전 정보를 가진 '딸'인가? 누군가가 불로불사의 욕망을 실현시켜줄 '스페어'로 복제 인간을 만들어 사육(?)하고 있다면, 그 때 그 복제 인간은 어떤 논리로 보호를 받을 수 있을까? 보편적 인권은 그들에게도 적용되어야 마땅한가?

어쩌면 우리는 지금 복제 인간을 법으로 금지해 놓고서 멍하니 기다릴 게 아니라, 바로 이렇게 복제 인간과 같이 살아갈 미래를 준비해야 할 시점인지 모른다. 생명 복제는 인류에게 새로운 질병 치료 방법과 같은 선물을 안기기보다는, 이런 골치 아픈 문제부터 던지기 시작했다. 당신은 지금 복제 인간 이웃을 맞을 준비가 되어 있는가?

참고문헌

강양구, 「한국 줄기세포 연구의 현주소― '황우석의 덫'에서 탈출하라!」, 『프레시안』, 2013.9.27.
케르너, 샤를로테, 이수영 역, 『블루 프린트』, 다른우리, 2002.
파머, 낸시, 백영미 역, 『전갈의 아이』, 비룡소, 2004.

Cyranoski, David, "Cloning comeback", *Nature* 505, 23 January 2014.

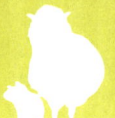

리버스 엔지니어링 Reverse Engineering
복제인가, 혁신적 창작인가?

마은정

리버스 엔지니어링이란   리버스 엔지니어링(reverse engineering, 역설계)은 신제품이나 신기술의 원리를 분석하고 이해하여 그보다 더욱 혁신적 제품이나 기술을 만들어내는 방법이다. 제품의 구조와 기능 또는 소프트웨어 운영체계를 분석하여 기술적 원리를 발견하는 과정을 일컫는다. 역설계는 완성된 기술의 일부를 떼어내어 작동원리를 상세하게 분석하는 과정을 수반하기도 하는데, 원천 기술을 원본 그대로 '복사(carbon-copying)' 하는 것과는 차이를 두고 있다.

* 위키피디아, 'Reverse Engineering', http://en.wikipedia.org/wiki/Reverse_engineering, 최종 접속 날짜 : 2014.12.14.

컴퓨터 공학 분야에서는 리버스 엔지니어링을 이용하여 학습 도구 또는 상이한 운영체계나 데이터베이스를 연결해주는 소프트웨어를 구축하기도 한다. 리버스 엔지리어닝은 대략 다음과 같은 절차를 따라 진행된다. 일군의 공학자들이 역설계하고자 하는 제품을 해체하여 조사하고 제품의 특성과 기능을 가능한 상세하게 묘사하고 어떤 이론이 사용되었는지 밝혀낸다. 이 제품에 대한 사전지식이 전혀 없는 다른 그룹의 공학자들에게 제품의 상세내역을 준다. 이 그룹의 공학자들은 주어진 스펙에 근거하여 제품을 만든다. 그 결과 나온 제품은 기존 제품과 기능면에서 궁극적으로 동일할 수 있으나, 문제 해결을 위한 접근 방법은 다를 수 밖에 없다.

신기술의 경우 특허를 통해 일정 기간 동안 배타적 권리를 인정받는다. 특허를 출원할 당시 제품의 기술에 대한 상세한 내역을 제출한다. 즉, 특허란 시스템을 통해 신기술에 대한 지식공유가 가능하다. 그럼에도 불구하고 리버스 엔지니어링이 자주 이용되는 이유 중의 하나는 특허명세서에 공개된 내용만으로 기술을 재현하기란 쉽지 않기 때문이다.

그렇다면 리버스 엔지니어링을 통해 나온 기술은 혁신일까, 단순 복제일까? 법이나 윤리적으로 문제는 없는 것일까? 두 가지 역사적 사례를 통해 리버스 엔지니어링의 강점과 우려할 점을 살펴본다.

애플과 사과

1984년, 미국 애플사(Apple Inc.)는 아이비엠(IBM)에 전쟁을 선포한다. 조지 오웰의 1984년에 빗대어 아이비엠이 독점하던 개인용 컴퓨터 시장에 혁명적 변화를 가져오겠다고 선언한 것이다. 애플은 보유한 기술과 제품의 기능적 특성에 대해 지적재산권을 강하게 행사하는 것으로 유명하다. 법적인 수단이나 정치적 압력을 동원하여 애플의 지적자산을 보호하고 있다.

1986년, 브라질의 상파울로에 위치한 유니트론(Unitron)이라는 컴퓨터 제조업체는 리버스 엔지니어링을 이용하여 맥을 복제하는 데 성공했다. 애플의 맥 512K를 복제한 Unitron 512(별명:Mac of the periphery, 주변의 맥)를 선보였다.

원래 유니트론의 계획은 애플과 라이선스 계약을 통해 맥을 양산할 계획이었으나, 애플이 내세운 운영 조건을 수용할 수 있는 상황이 되지 못했다. 애플사는 운영 지분의 51% 이상을 요구했는데, 당시 브라질 정부에서 허용하지 않았다. 1970년대 이후 브라질의 컴퓨터 산업정책은 자국내 제조업자를 보호하는 방향을 취했다. 소형 컴퓨터 모델을 디자인할 수 있는 연구실을 보유한 제조업자들을 정책적으로 보호하여 자국내 컴퓨터 산업을 키

Adam Rosen, "Meet the Unitron Mac 512- The World's First Macintosh Clone", *Cult of Mac*, 2014.2.21, http://www.cultofmac.com/266710/meet-unitron-mac-512-worlds-first-macintosh-clone/, 최종 접속일:2014.12.14; Ivan da Costa Marques, "Cloning Computers:From Rights of Possession to Rights of Creation", *Science as Culture* 14-2, 2005, pp.139~160.

우고자 했다. 1980년대 독재정권하에서는 제조업 보호 정책을 소형 컴퓨터 시장 규제까지 확장했다. 소형 컴퓨터 수입이 불가하였고, 정부는 컴퓨터 제조업을 보호하는 조건으로 제조업자들에게 개발 프로젝트, 스케줄, 예산 등을 제출하도록 요구했다. 1993년에 이르러서야 소형컴퓨터 수입이 가능했다.

유니트론은 리버스 엔지니어링을 이용하여 맥킨토시를 복제하는데 성공했다(그림 1). 컴퓨터 조립시에 필요한 마이크로프로세서 및 램 칩을 포함한 대부분의 부품들은 시장에서 구입 가능했다. 문제는 당시 브라질 군정부의 제한적인 수입 정책이었다. 위에서 언급했듯, 브라질 정부는 소형 컴퓨터나 소형 전자 부품들의 수입을 금지하고 있었다. 무엇보다 맥킨토시 컴퓨터 부품 중에는 플로피 디스크 컨트롤러, 실시간 클락 칩, 프로그램 가능 논리 배열 등과 같은 주문설계 칩들이 있다. 결과적으로 맥킨토시를 생산하기 위해서는 이 모든 부품들을 직접 만들어야 하는 상황이었다.

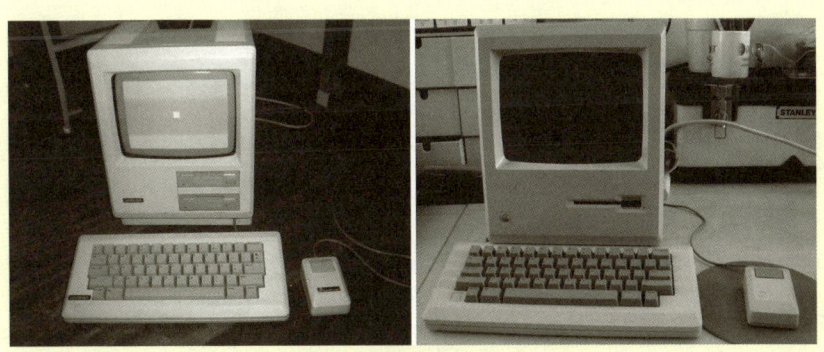

그림1
Unitron Mac 512, 최초 맥킨토시 컴퓨터를 역설계한 제품(왼쪽)과 Apple사의 Macintosh 512k(오른쪽)

하드웨어 이외에도 유니트론의 소프트웨어 팀은 애플이 공개한 컴퓨터 사양을 기초로 하여 맥킨토시 롬(ROM)을 역설계하였고, 브라질 시장 및 포르투갈 언어 이용자를 위한 운영체계를 개발했다.

유니트론의 맥 복제품에 대한 반응은 엇갈렸다. 한편으로는 리버스 엔지니어링의 진가가 빛나는 기술적 독창성의 산물이라고 칭찬하는 반면, 다른 한 편으로는 상업 비밀을 도둑질한 비도덕 행위라며 비난했다. 애플의 입장은 명확했다. 유니트론이 선보인 맥에 대해 해적질에 해당하는 비도덕적 행위라고 비난했다.

당시 애플은 브라질을 상대로 특허를 청구하지 않은 상태였다. 애플은 유니트론에 법적 책임을 묻는 대신, 상업적 손익을 내세워 미국 정부에 압력을 넣었다. 동시에 광고라는 대중미디어를 이용했다. 유니트론의 컴퓨터 옆에 해적을 상징하는 깃발을 꽂아서 애플 제품의 해적품이라고 광고했다. 미국은 수퍼 301조*에 의거하여 브라질 정부에 통상압력을 가했다. 브라질 정부가 소프트웨어 산업을 규제하지 않거나 유니트론의 맥 제품에 대해 시장진입을 허가할 경우, 브라질산의 오렌지와 신발에 대해 무역보복을 할 수 있다는 것이다.

브라질의 유니트론과 미국의 애플간의 싸움은 복제기술과 지식재산권

---

* 1974년 개정된 미국 통상무역법 301조항을 일컫는 것으로 자국의 통상이익을 보호하기 위해 미국 대통령에게 상대 교역국에 보복조치를 포함한 모든 행위를 취할 수 있는 권한을 부여하고 있다. 1990년대 말에 이르러 301조는 그 효력을 상실하게 되는데 세계무역기구를 중심으로 세계교역 질서가 재편되던 시점과 거의 일치한다.

을 두고 발생했지만, 브라질 국내 컴퓨터 산업계의 각축도 한몫했다. 브라질 내의 대규모 컴퓨터 관련 업체들은 애플의 편에 서서 유니트론의 '비도덕적 행위'에 대해 비난했다.

유니트론과 같은 중소기업체는 브라질의 컴퓨터 산업정책을 비판했다. 고가의 제품위주로 시장이 형성되어, 한국처럼 저가형 컴퓨터 보급의 필요성을 강하게 호소했다. 그들은 대한민국을 하나의 성공사례로 보고 있었다. 한국의 경우, 1983년 주요 기업에서 처음으로 개인용 컴퓨터(피시)를 도입한 이후 정부 주도 하에 비교적 단기간에 피시가 전국에 보급되기 시작했다. 1980년대 한국 컴퓨터산업 정책의 특징은 저가형 조립피시의 대량 생산이다. 원천기술과 주요부품을 미국과 일본에서 수입하여 국내에서 완제품을 조립하는 방식으로 저가형 피시를 미국으로 수출하는 방식을 취했다. 유니트론의 리버스 엔지니어링으로 생산한 맥이 그 가능성을 제시한 것이다. 동시에, 유니트론의 맥이 애플의 맥보다 기술의 '독창성'에서 떨어지지 않음을 보여주기도 한 예이다.

모기, 말라리아, 약초

'여름밤에 쑥향을 피워 모기를 쫓아주던 할머니'. 이런 향수를 가진 현대인은 드물 것으로 추측한다. 말린 쑥이 아니어도 모기를 쫓아내는 현대적 발명품들이 무수히 많기 때문이다. 쑥은 우리의 일상과 친

숙하다(그림3). 봄에 나오는 어린 쑥은 국이나 떡으로 재료로 쓰인다. 쑥은 약으로도 활용된다. 쑥뜸은 민간요법으로 사용되고 있으며, 줄기와 잎을 단오 전후에 캐어 말린 것을 복통, 구토, 지혈에 쓰기도 한다.

쑥과 유사하지만 매우 다른 효능을 가진 개똥쑥이란 것이 있다(그림2). 인류역사상 개똥쑥은 다양한 질환에 치료용 약초로 사용된 기록을 지니고 있다. 인도의 아유르베다, 중국의 중의학, 한국의 한의학 등과 같은 전통의약학에서는 질병 치료의 기본으로 약초를 이용한다. 전통의약이 모기를 통해 현대 과학을 만나면?

리버스 엔지니어링의 개념을 약초에 적용하면 어떤 일이 발생할까? 역약리학(reverse pharmacology)은 전통의약에서 자주 이용되는 약초의 성분을 현대 과학의 방법을 이용하여 약리성분을 밝혀내는 것이다.

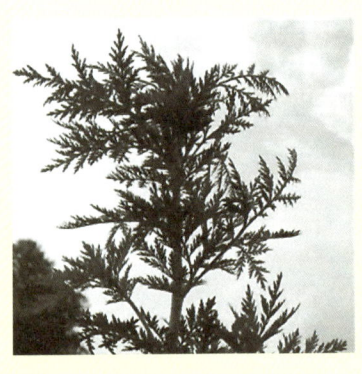

그림2
개똥쑥(학명:Artemisia annua)
개똥쑥은 국화과 쑥속에 속하는 한해살이 풀이며 항암 및 항말라리아를 포함한 치료용 약재로 사용된다.

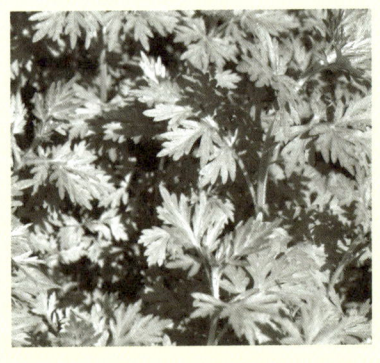

그림3
쑥(학명:Artemisia princeps)

말라리아가 발병하는 원인은 말라리아 원충(Plasmodium)이라는 기생충이다. 감염된 모기에 물리면 사람의 몸은 이 기생충에 의해 감염된다. 일단 감염되면 말라리아 원충은 간에서 증식하여 적혈구를 전염시킨다. 말라리아 잠복기는 10~15일 정도이며 구토, 두통, 및 고열을 동반한다. 치료하지 않고 방치할 경우, 주요 장기에 혈액공급을 원활하게 하지 못하게 되어 치명적인 병이 될 수 있다. 말라리아 원충은 시판되고 있는 약들에 내성을 갖고 있는 것으로 알려졌는데, 현재 세계보건기구가 추천하는 치료 방법은 아르테미시닌(그림4)을 기초로 한 복합치료 방법이다.

아르테미시닌(Artemisinin)은 세계보건기구가 인정하고 권장하고 있는 말라리아 표준 치료약이다. 이 약은 소위 개똥쑥이라고 하는 풀에서 유래하였다. 즉, 아르테미시닌은 개똥쑥 잎에서 유효성분을 추출하여 정제된다. 아르테미시닌은 중국어로 Qinghaosu(青蒿素)이며 한국을 포함한 세계 곳곳에서 흔하게 볼 수 있는 풀이다. 과거 수천년 동안 중의약에서 개똥쑥이 말라리아 치료용으로 사용되고 있다는 문헌 및 임상 기록이 남아 있다. 1967년 중국 군대는 약초연구팀을 구성하여 말라리아 치료용으로 사용된 약초 5,000종류를 스크리닝했다. 약리학적으로 유의미한 활성 성

---

* 세계보건기구, '말라리아', http://www.who.int/topics/malaria/en/, 최종 접속일:2014.10.5.
** Elisabeth Hsu, "From Social Lives to Interactive Playing Fields:The 'Pharmaceutical' Artemisinin (qinghaosu) and the 'herbal' Artemisia annua L. (qinghao/huanghuahao)", Presented at the conference on "The Pharmaceutical Life Cycle" in Driesbergen, Netherlands 2-4, Sept 2013.

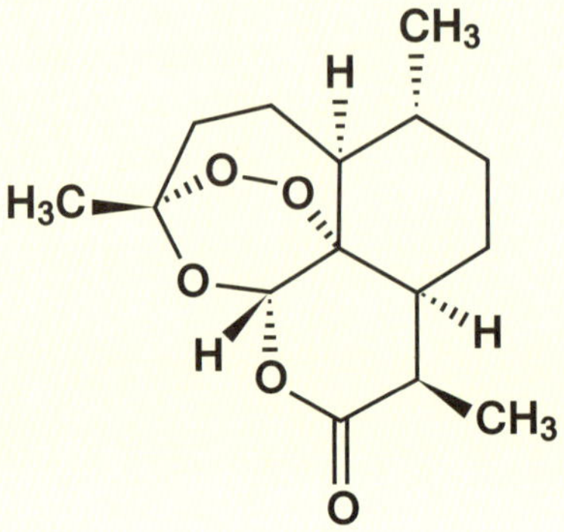

그림4
아르테미시닌

분을 밝혀내기 위해서였다. 약물에 대한 과학적 분석 결과, 1972년 아르테미시닌이라는 성분이 말라리아 치료에 효과가 있는 것으로 밝혀졌다.

1970년대 말에서 1980년대 초에 중국 과학자의 논문을 통하여 중국 이외의 서구 국가에 개똥쑥의 성분과 효능에 대해 알려지기 시작했다. 1990년대 다국적 제약회사인 노바티스는 중국 정부로부터 아르테미시닌에 대한 특허권을 구매하여 아르테미시닌을 기본으로 한 말라리아 치료제를 개발했다. 국제보건기구와 협력하여 낮은 가격으로 저개발 국가의 시민들에게 약을 보급하고 있으나, 그들에게 약 가격은 여전히 높은 편이다. 항말라리아 치료제가 개발이 되었지만 저소득 국가의 많은 이들은 여전히 약을 공급받지 못하고 있는 상황이다. 흔하게 구할 수 있었던 개똥쑥, 이용하는데 비용이 발생할 필요가 없었던 개똥쑥이란 풀. 아르테미신이라는 약을 만들기 위한 재료로 재인식되고 재활용되면서 '상업용 약초'

란 가치로 재탄생 한 것이다. 이 과정에서 개똥쑥에 흥미로운 정치적 변화가 생긴다. '누구나' 사용할 수 있었던 풀에서 '비용을 지불한 이'만 사용 가능한 풀이 그 첫 번째다. 또 다른 변화는 개똥쑥의 효용과 효능에 대해 '누가' 권위를 갖고 확신할 수 있게 되었는가 하는 질문이다. 할머니 모깃불 피우던 시절에는 할아버지, 아버지, 옆집 할머니와 같은 인간적, 사회적 관계망을 통해 지식과 정보가 공유되고 전파되었다. 아르테미신의 시절, 개똥쑥의 효용과 효능에 대한 믿음과 신뢰는 과학이란 제도가 갖고 있다. 쑥에 대한 권위가 실험실, 기업, 과학자 등과 같은 기업적 과학자 관계망 그리고 세계보건무역기구나 식약청 등과 같은 (초)국가적 규제 기관으로 옮겨간 것이다(Pordie and Gaudilliere). 산과 들의 약초가 역설계의 개념과 유사한 역약리학과 만나면서 상품가치가 있는 '전매의약품(proprietary medicine)'으로 변신하고, 그 과정에서 식물, 모기, 인간은 이 전과는 다른 먹이사슬로 얽혀있다.

리버스 엔지니어링과 세계 무역질서

지식 재산권(intellectual property rights) 또는 지적 재산권은 인간의 창조적 활동 또는 경험 등을 통해 창출하거나 발견한 지식 · 정보 · 기술이나 표현, 표시 그 밖에 무형적인 것으로서 재산적 가치가 실현될 수 있는 지적창작물에 부여된 재산에 관한 권리를 말한다. 특허는 지식재산권을 확보하는 하나의 수단이다. 우리나라도 국제 사회의 규범에 준하는 선에서 특허법을 제정하여 운용하고 있다. 대한민국 특허법 제1조에 의하면, 특허는 발명을 보호하고 장려함으로써 국가산업의 발전을 도모하기위해 마련된 제도이다. 이를 위해 기술을 공개하는 대가로 20년간의 독점권을 발명자에게 부여하는 것이다. 특허권을 부여받기 위해서는 발명품이 '산업상 이용가능성', 선행기술과 차별화되는 '신규성', 그리고 쉽게 생각해낼 수 없는 '진보성'의 요건을 갖추어야 한다.

  기술의 복제가 갖는 함의는 지적재산권의 측면에서 크다. 신자유주의 시장에서는 지적재산권의 중요성이 갈수록 커지고 있다. 지적재산권 행사를 통해 경쟁 업체의 시장진입을 막을 수 있으며, 이를 통해 시장독점이 가능하기 때문이다. 특히, 미국을 중심으로 한 무역 강대국들은 특허를 시장보호 및 확장을 위한 주요 무기로 사용하고 있는데, 이의 가장 큰 혜택을 보는 이들은 초국적 기업들이다. 미국 애플사와 브라질의 유니트론사와의 사례가 보여주듯, 애플사는 자사의 제품 시장을 보호하기 위해 지적자산권 침해라는 무기를 내세웠다. 이는 리버스 엔지니어링이 비도덕적이고 창작권을 침해하는 불법행위라고 규정함으로써 가능한 이야기다. 그러나, 질문을 던질 수 있다. 브라질의 유니트론사가 역설계를 이용하여

대한민국 특허청, '특허의 이해', http://www.kipo.go.kr/kpo/user.tdf:jsessionid=9863ca6b30d5080a6aaca9d34bbf9edb937ee77b32f9.e34RahyTbxmRb40LaxyPahaRaheSe0?a=user.html.HtmlApp&c=10001&catmenu=m04_01_01, 최종 접속일:2014.10.5.

제조한 컴퓨터가 단순한 애플의 맥킨토시를 복제한 것으로 볼 수 있을까? 유니트론의 맥킨토시는 라틴아메리카 시장에 더 적절한 제품으로 평가받았다. 리버스 엔지니어링을 이용한 기술복제가 허용될 경우, 기술 혁신이나 기술 창조의 새로운 가능성이 열린다.

반면, 역약리학을 활용한 약초의 상품화는 맥킨토시와는 유사하면서도 다른 문제를 야기한다. 자본력과 기술력을 보유한 초국적 제약회사가 전통지식과 자산을 역활용하여 상품화하면서 기존 지식 보유자나 사용자가 외려 소외되는 현상이 발생하고 있다. 자연 상태에서 자연스럽게 존재하던 개똥쑥이 상업적으로 재배되고 수확되어 약의 재료로 사용되면서 개똥쑥에 대한 접근권이나 사용권이 제한된 결과를 낳게 된 것이다. 결론적으로, 지적재산권으로 너무 강하게 옥죄지 않을 경우 '리버스' 공학이나 약학 등과 같은 방법은 새로운 창작의 가능성을 열어줄 수 있다.

참고문헌

대한민국 특허청, '특허의 이해', http://www.kipo.go.kr/kpo/user.tdf;jsessionid=9863c
 a6b30d5080a6aaca9d34bbf9edb937ee77b32f9.e34RahyTbxmRb40LaxyP
 ahaRaheSe0?a=user.html.HtmlApp&c=10001&catmenu=m04_01_01, 최
 종 접속일 : 2014.10.5.
세계보건기구, '말라리아', http://www.who.int/topics/malaria/en/, 최종 접속일:2014.10.5.
위키피디아, 'Reverse Engineering', http://en.wikipedia.org/wiki/Reverse_engineering, 최
 종 접속일:2014.12.14.
한국토종야생산야초연구소, '개똥쑥(잔잎쑥) 무엇인가?', http://jdm0777.com/jdm/
 gaeddongssuk.htm, 최종 접속일:2014.12.13.

Artemisinin, http://en.wikipedia.org/wiki/Artemisinin, 최종 접속일:2014.12.14.
Hsu, Elisabeth, "From Social Lives to Interactive Playing Fields:The 'Pharmaceutical'
 Artemisinin (qinghaosu) and the 'herbal' Artemisia annua L. (qinghao/
 huanghuahao)", Presented at the conference on "The Pharmaceutical Life
 Cycle" in Driesbergen, Netherlands 2-4, Sept 2013.
Marques, Ivan da Costa, "Cloning Computers:From Rights of Possession to Rights
 of Creation", *Science as Culture* 14-2, 2005.
Pordie, Laurent and Jean-Paul Gaudilliere, "The Reformulation Regime in Drug
 Industry:Revisiting Polyherbals and Property Rights in the Ayurvedic
 Industry", *East Asian Science, Technology and Society* 8, 2013.
Rosen, Adam, "Meet the Unitron Mac 512- The World's First Macintosh Clone",
 Cult of Mac, 2014.2.21, http://www.cultofmac.com/266710/meet-unitron-
 mac-512-worlds-first-macintosh-clone/, 최종 접속일:2014.12.14.

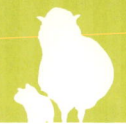

복제와 사회적 변동

김기흥

복제양 돌리의 탄생과 대중들의 상상력

인류의 역사는 우리가 인지하지 못하는 사이에 급격하게 변하게 된다. 갑작스럽게 인지할 수 없는 사이에 거대한 변화가 몰려와 우리가 세상을 바라보는 눈과 생각하는 방식을 통째로 바꾸어 놓는다. 이러한 사례를 우리는 특히 과학에서 발견할 수 있다. 코페르니쿠스의 지동설이나 다윈의 진화론 그리고 아인슈타인의 상대성이론이 그랬던 것처럼 역사에서 인간이 세상을 바라보는 방식을 토대부터 바꾼 과학적 성취가 1996년 7월 스코틀랜드의 에든버러 교외에 위치한 로슬린 연구소에서 이루어졌다. 인간은 처음으로 포유류의 체세포를 떼어내어 유전적으로 동일한 동물로 만들 수 있는 신의 영역이라고 생각되어온 '복제'를 성공시킨 역사적 순간이었다. 그리고 이 복제된 동물은 "돌리"라고 불리는 양이

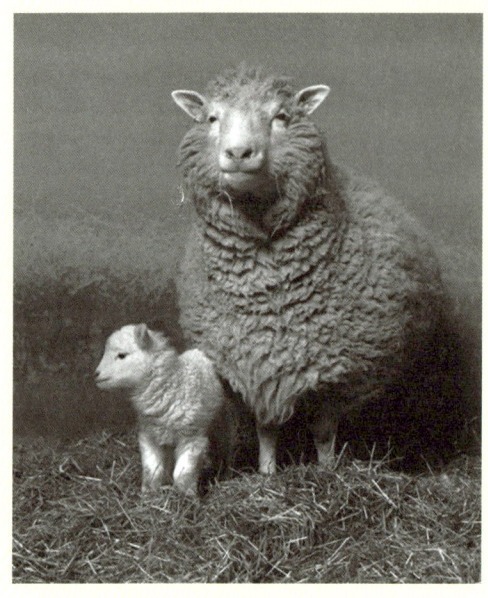

그림1
복제양 돌리

었다. 복제양 돌리의 탄생은 20세기 말 인류라는 개념 자체를 바꾸어 놓을 수 있는 혁명적인 사건 중에 하나로 평가되고 있다.

 돌리는 정자와 난자가 정상적으로 결합해서 만들어진 것이 아니라 여섯 살 된 양의 젖샘세포에서 얻은 유전물질과 다른 양에서 채취된 난자에서 핵을 제거하여 유전물질과 결합시켜 만들었다. 결국 여섯 살이 된 돌리의 일란성 쌍둥이가 6년 늦게 태어난 것과 같다. 복제양 돌리의 탄생으로 인해 20세기를 마감하는 어느 날 갑자기 완전한 복제라는 과학자들의 꿈

 지나 콜라타, 이한음 역, 『복제양 돌리』, 사이언스북스, 1998, 11쪽.

은 곧 실현될 수 있는 현실이 되었다. 사실 복제양 돌리가 학계에 가져온 충격은 인간의 의지대로 생로병사를 조절할 수 있는 가능성이 진지하게 실현될 수 있는 현실로 전환되었다는 것을 의미했다. 특히 돌리를 창조해 낸 복제기술은 10년도 채 지나지 않아서 복제된 배아세포에서 줄기세포를 추출하는 기술로 이어지면서, 생명과학분야는 줄기세포 연구의 광풍으로 이어진다. 돌리에서 시작된 배아복제기술의 생명윤리적인 문제를 해결하기 위해 과학자들은 대안적인 방법을 고안하기 위한 연구를 통해서 결국 일본의 줄기세포 연구자인 신야 야마나카는 유도만능줄기세포라는 새로운 방법을 개발함으로써 이 분야를 한 단계 발전시키게 된다.

물론 복제양 돌리에서 줄기세포연구로 이어지는 과정에서 논란이 없었던 것은 아니다. 처음 복제양 돌리가 창조되었다는 사실이 알려진 후에 전 세계 언론과 생명윤리학계는 과연 복제를 허용해야 하는지 아니면 윤리적으로 올바른 일인지에 대한 찬반논쟁에 휘말리게 된다. 천주교를 대표하는 반대입장에서는 복제기술은 "인류에게 위임된 지배권의 한계"를 넘는 일이며 교황 요한 바오로 2세의 주장에 의하면 "어느 누구의 생물학적 본성에는 손을 댈 수 없다"고 주장했다. 또한 전세계의 언론들은 복제양 돌리의 창조는 결국 인간복제로 이어질 것이며, 이것은 인간이 항상 두

H. Gottweis, B. Salter & C. Waldby, *The Global Politics of Human Embryod Stem Cell Science*, London : Palgrave MacMillan, 2009, p.3.
지나 콜라타, 앞의 책, 29쪽.

려워하던 프랑켄슈타인의 창조로 이어질 수 있다는 기사를 쓰기 시작했다. 그럼에도 불구하고 복제양 돌리를 새로운 프랑켄슈타인으로 보려는 비판자들의 주장은 흥미롭게도 곧 힘을 잃게 되었다. 복제양 돌리가 만들어진 후 거의 20년이 지난 지금에 복제양 돌리는 괴물로 생각하거나 프랑켄슈타인의 현실화로 보는 주장은 거의 없을 것이다. 만일 복제양 돌리가 1997년이 아닌 1977년에 만들어졌다면 이와 같이 축복을 받을 수 있었을까? 무엇 때문에 복제양 돌리로 시작된 복제기술과 줄기세포 연구는 사회적으로 극단적인 저항없이 받아들여질 수 있었을까? 단순히 복제기술이 갖는 과학적인 정확도와 그 혁신성 때문일까?

복제기술의 가능성과 그 혁신성에 대한 주장은 이미 1970년대 초에 제기되었다. 당시 정신과 의사였던 윌러드 게일린(Wilard Gaylin)은 인간의 피부나 세포를 채취하게 되면 유전적으로 동일한 인간을 만들어낼 수 있다고 주장했다. 하지만 게일린과 같은 학자들의 복제기술이 곧 현실화될 수 있다는 주장은 당시에 엄청난 비판의 대상이 되었으며 윤리적인 장벽 앞에서는 힘을 잃을 수밖에 없었다. 이렇게 윤리적이고 도덕적인 비난과 과학적 논쟁에 휘말릴 것을 염려해서 과학자들과 복제에 관심을 갖고 있던 학자들은 복제, 특히 '인간복제'에 대한 연구를 비밀스러운 연구주제로 취급하는 경향이 있었다. 다시 말해서 복제는 다른 연구주제들과는 달리

W. Gaylin, "The Frankenstein myth becomes a reality : We have the awful knowledge to make exact copies of human being", *The New York Times*, 5 March 1972.

비밀스러운 그리고 밝힐 수 없는 일종의 '금기'였다. 예를 들어 미국의 과학저술가인 데이비드 로빅(David Rovik)은 미국 몬태나의 어느 지역에서 비밀스럽게 인간의 복제가 이루어졌다는 주장을 다룬 책을 발표하면서 논란이 증폭되었다. 로빅은 이 책에서 몇몇 과학자들이 실제로 인간복제 실험을 수행해서 성공적으로 한 명의 인간을 복제했다고 주장한 후 『사이언스』지를 비롯한 학술지와 『뉴스위크』는 이 책이 터무니없는 주장이라는 기사를 게재하기도 했다. 1970년대 말의 상황에서 과학자들에게는 복제라는 단어를 공개적으로 논의할 수 있는 상황이 아닌 것은 분명해보인다. DNA의 나선형 구조를 규명한 것으로 노벨상을 수상한 제임슨 왓슨(James Watson)도 1970년대 초에는 인간복제가 멀지 않은 시점에 가능할 것이며 심지어 임박해 있다는 주장을 의회에서 증언하기도 했지만, 1978년에 들어서 그는 '우리 생애에는 일어나지 않을 것이 확실하다'고 기존의 그의 낙관론을 철회하기에 이르렀다.

이와 같이 학계와 대중들에게 퍼져있던 복제에 대한 막연한 공포감은 스릴러 작가였던 아이라 레빈(Ira Levin)이 쓴 소설인 『브라질에서 온 소년들(Boys from Brazil)』의 대중적 인기를 통해 확인되었다. 이 소설은 2차 세

---

* D. Rorvik, *In His Image : The Cloning of a Man*, New York:J.B. Lippincott, 1978.
** B. J. Culliton, "Scientists dispute book's claim that human clone has been born", *Science* 24, March 1978, p.1316; P. Gwynne, "All about clone", *Newsweek*, 20 March 1978, p.68.
*** C. P. Anderson, "In his own words:Nobel Laureate James Watson calls report of cloning people science fiction silliness", *People*, 17 April 1978, pp.93~95.

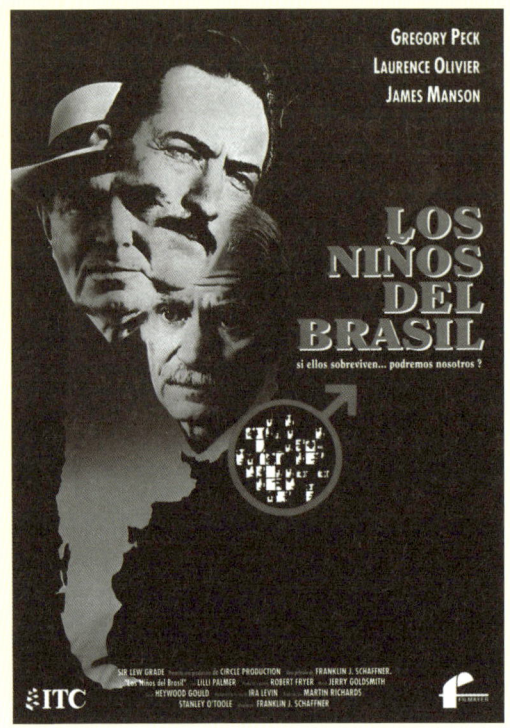
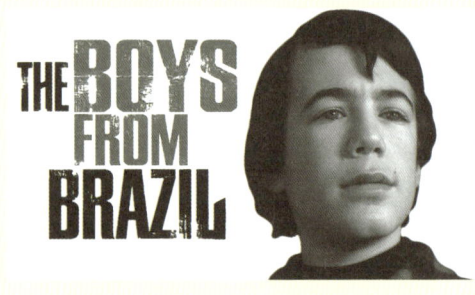

그림 2.3
『브라질에서 온 소년들(Boys from Brazil)』

계대전 중 유태인 학살과 생체실험을 주도했던 죠셉 멩겔레가 남미로 도주하여 그곳에서 히틀러의 혈액을 가지고 복제에 성공하여 전세계적으로 동일한 환경에서 미래의 새로운 히틀러를 만들기 위한 프로젝트를 추진한다는 내용을 담고 있다. 1976년에 출판된 이 소설은 베스트셀러가 되었으며 1978년 영화화되면서 대중들의 상상력을 더욱 자극시키기도 했다. 문제는 여기에서 '복제'라는 과학적 수단이 직접적으로 서구사회가 가지고 있는 원죄인 '유태인 대학살'을 일으킨 히틀러와 연관되어 그려진다는 점이다. '복제=히틀러의 부활'이라는 대중들의 이미지가 형성됨으로써 사실 복제라는 과학적 영역은 부정적 이미지가 구축되었고, 당시 상황에서는 더 이상 과학자들은 공개적으로 '복제'라는 주제를 공론화시킬 수 있는 여지가 점차 줄어들고 있었다.

과학의 신뢰성

복제양 돌리가 태어나고 이어서 줄기세포 연구분야의 폭발적 성장이 국가수준의 대단위 투자와 대중들의 때로는 과도한 관심 (황우석 사건에서 볼 수 있듯이 줄기세포에 대한 대중들의 지원과 관심은 거의 광풍에 가까웠다)과는 달리 왜 1970년대의 상황에서는 복제는 항상 '프랑켄슈타인'이나 '골렘'처럼 부정적인 이미지로 가득 포장되면서 마침내 '히틀러의 부활'이라는 치명적인 오명이 '복제' 분야에 덧칠되면서 다시 대중적 영역에서 받아들여질 수 없는 개념으로 추락하게 되었을까? 이 질문에 대한 해답을 찾기 위해서는 당시 일반적 학문으로서 과학과 이를 수행하고 있었던 과학자들에 대한 대중들의 신뢰성의 문제를 자세히 들여다볼 필요가 있다. 과학은 200년이라는 짧은 기간 안에 지난 2000년 이상 인간의 사고방식과 삶을 지배하고 있었던 '종교'를 대체하는 엄청난 힘을 발휘했다. 그리고 이러한 과학의 힘이 극대화되던 시기는 2차 세계대전이 끝난 직후인 1950년대에서 1960년대였다. 이 기간 동안 과학은 사회에 엄청난 약속과

희망을 주고 있었다. 전후 세계는 전쟁기간 동안 개발하고 사용했던 군사기술을 사회에 적용시키기 위한 노력을 게을리하지 않았다. 그 결과 갑작스럽게 과학기술적 혜택이 사회에 가시적으로 나타나기 시작했다. 페니실린은 인간을 미생물과의 싸움에서 승리할 수 있는 무기를 제공하는 것처럼 보였으며, 천연두와 소아마비가 일으키는 비극과 공포도 1955년 백신접종을 통해 사라지게 되었다. 게다가 1953년에 생명체의 가장 기본적인 구성단위인 DNA의 구조를 규명하는 연구결과가 나오면서 인간과 자연에 대한 완전한 이해의 낙관론은 더욱더 강력한 자신감으로 표현되고 있었다. 인류의 자신감이 최정점에 도달하는 놀라운 사건은 미국이 아닌 소비에트 연방에서 일어났다. 1957년 인간은 최초로 인공위성인 '스푸트니크'호를 지구궤도에 올려놓는데 성공했으며 1961년 1월에는 보스토크 우주선을 타고 인간으로서는 처음으로 유리 가가린이 지구를 벗어나 지구궤도를 도는 성과를 올리게 되었다.

    전후의 서구세계가 보여준 활력과 미래에 대한 낙관론은 복제분야에서도 서서히 제기되고 있었다. 영국의 저명한 생물학자였던 J. B. S 할데인 (J. B. S. Haldane)은 1963년에 있었던 심포지엄에서 인간은 자신의 진화과정을 통제할 수 있는 능력을 갖게 될 것이며 그 방법은 '복제 (cloning)'가 될 것이라고 강조했다. 특히 가장 우수한 인자를 찾아내어 복제하게 되면 전체적으로 인류의 진화능력은 더욱더 향상되고 발전될 것이라고 예측

했다. 이와 비슷한 시기에 미국에서도 노벨상 수상자인 조슈아 레더버그(Joshua Lederberg)도 신문에 발표한 기고문에서 인류의 '복제'가 임박했다는 주장을 제기하면서 이러한 낙관론에 가세하기 시작했다.ᐩᐩ 그러나 이러한 낙관의 시기는 그리 오래 지속되지 못했다. 과학이 우리에게 가져다 줄 수 있는 혜택과 놀라움 이면에는 상상하기 힘든 끔찍한 일들이 일어나고 있었다는 것을 사람들은 서서히 인지하기 시작했다.

『뉴욕타임즈』의 과학전문기자인 지나 콜라타가 "꿈의 시대"라고 불렀던 이 과학에 대한 낙관이 시기는 1960년대에 들어가면서 종언을 고하기 시작한다.ᐩᐩᐩ 대중들이 갖고 있었던 놀라운 신세계로서의 과학기술의 혜택은 과학기술의 근본적인 속성에 대한 의문으로 전환된다. 그 출발점은 아마도 1962년 과학저술가이면서 활동가였던 레이첼 카슨(Rachel Carson)이 쓴 『침묵의 봄』일 것이다. 당시 우리를 가까운 곳에서 괴롭혔던 벌레들을 박멸하는데 유용했던 DDT를 비롯한 화학약품들이 환경에 미치는 엄청난 파괴적 영향에 대해서 상기시키면서 과학이 우리에게 가져다 준 것은 단순히 혜택뿐 아니라 절멸과 파괴일 수 있다는 문제를 제기하게 된다.ᐩᐩᐩᐩ

---

* J. B. S. Haldane, "Biological possibilities for the human species in the next ten thousand years", ed., Gordon Wolstenholme, *Man and His Future:CIBA Foundation Volume*, Boston : Little Brown&Company, 1963, p.352.
** J. Lederberg, "Crossbreeding is nature's device to speed evolution", *Washington Post*, 16 September 1967.
*** 지나 콜라타, 앞의 책.
**** 레이첼 카슨, 김은령 역, 『침묵의 봄』, 에코리브르, 2011.

또한 과학자들이 창조해낸 원자폭탄이 가져다준 엄청난 파괴력과 인류절멸의 가능성에도 불구하고 "꿈의 시대"에는 과학자들의 과학적 기술은 냉전시대에 소비에트 공화국과의 경쟁에서 승리할 수 있는 무기라는 확고한 신념을 유지할 수 있었다. 그러나 이러한 낙관론은 베트남 전쟁에 개입한 미국이 사용한 엄청난 무기와 이 뒤에 군수산업의 연계성이 드러나면서 과학자들 자신이 하고 있는 연구에 대한 의심으로 전환된다. 1945년 원자폭탄을 만드는데 주역이었던 세계적인 물리학자인 로버트 오펜하이머는 1965년 자신의 원자폭탄 창조행위로 인해서 "나는 세계의 파괴자가 되었고, 죽음의 신이 되었다"고 말하면서 자신의 행위가 가져오게 된 의도하지 않은 결과에 참회하는 모습을 보여준다. 또한 미국의 연구자들과 학생들은 1969년 3월에 파괴적인 무기연구에 동참을 거부하면서 연구파업을 벌인다. 이러한 새로운 회의와 경각심은 1969년 매사추세츠 공과대학의 교수와 학생들이 '고뇌하는 과학자 연합(Union of Concerned Scientists)'을 창립하면서 과학의 사회적 책임이라는 문제를 제기하는 기회가 된다. 이와 같은 시대적인 상황과 맥락은 몇몇 과학자들이 (비밀리에) 추진해온 '복제'연구에 대해서는 냉소적인 반응을 보였을 것이다. 시대적 냉소와 부정적인 반응은 DNA를 분리하고 재조합하는 생명공학적 연구접근법에 대해서 당시 DNA연구의 거물이었던 컬럼비아 대학의 어윈 샤가프(Irwin Chargaff)는 『네이처』지의 편집장에게 보내는 서한을 통해서 "몇몇 과학자들의 야심과 호기심을 만족시키기 위해 수백만 년 동안의 비가 역적인 진화의 지혜를 방해할 권리를 우리가 갖고 있는가?"라는 질문에서도 명확하게 나타난다.

그렇다면 다시 복제양 돌리의 문제로 돌아가 어떻게 이렇게 과학의 신뢰성이 의심받는 상황의 연장선상 속에서 복제양 돌리의 창조가 가능했는가라는 질문을 제기할 수 밖에 없다. 1970년대의 회의적이고 과학에 대한 불신이 팽배했던 시기와는 달리 1990년대는 무엇인가 새로운 전환기였는가? 대중들의 복제에 대한 인식이 갑작스럽게 바뀌었는가? 만약 그렇다면 어떤 요소들이 대중들의 상상력과 인식에 새로운 영향을 주었을까?

돌리가 가능해진 시대

1970년대가 끝나고 1980년대로 들어가면서 그 동안 생명공학분야에서 과학자들이 이룩해온 다양한 기초연구의 성과가 가시적으로 나타나기 시작한다. 연구의 가시적 성과물들의 등장은 사람들의 생명과학에 대한 인식과 자신의 생명과 몸의 문제와 연결시켜 생각하게 된다. 이러한 움직임의 신호는 1978년 영국의 의사인 패트릭 스텝토우(Patrick Steptoe)와 로버트 에드워즈(Robert Edwards)가 여성의 난자를 체외에서 인공적으로 수정시켜 다시 착상시키는 시험관 수정임신(IVF)을 성공시켜

---

* I. Charfaff, "Letter to the editor", *Science*, 4 June 1976, p.938; 지나 콜라타, 앞의 책, 141쪽에서 재인용.

최초의 인공수정 아기인 루이즈 브라운(Louise Brown)을 성공적으로 출산하면서 시작된다. 이러한 시험관 아기의 탄생은 논쟁의 대상이었지만 이 기술의 확산속도는 놀라울 정도로 빠르게 일반인들에게 수용된다. 한국의 경우만 보더라도 1985년 서울대에서 최초의 한국인 시험관 아기가 태어난 뒤에 2002년에는 전국에 인공수정을 시술하는 병원의 숫자가 100여 개 소로 늘어났고 약 8,000명의 아기들이 매년 시험관 아기로 태어나고 있다.

또한 유전자 재조합 기술의 발달과 단백질의 다양한 형성과정과 그 메커니즘을 연구하는 단백체학(proteomics)의 발전과 같은 분자생물학의 발전은 생명에 대한 근본적인 사고방식의 전환을 가져오게 되었다. 특히 1970년대 말부터 확산되어온 분자생물학적 접근법과 생명에 대한 설명방식은 인간의 신체와 질병을 바라보는 방식에 있어서 분자단위 또는 유전자 단위로 사고하는 방식으로 전환된다. 이러한 사고의 전환이 완결되는 사건은 1984년 시작되어 2002년에 마무리된 '인간유전체 프로젝트(Human Genome Project)'이다. 인간을 구성하는 기본단위인 유전체를 모두 해독해내는 이 방대한 작업은 전세계적으로 가장 큰 규모의 과학자들의 협력연구로 진행되었다.

이 과정에서 대중들은 자신의 신체와 질병에 대해서 기존의 개념과는

조주현, 『벌거벗은 생명―신자유주의 시대의 생명정치와 페미니즘』, 또하나의문화, 2009, 13쪽.

전혀 다른 방식의 사고를 하기 시작했다. 영국의 저명한 사회학자인 니콜라스 로즈(Nikolas Rose)의 표현을 빌리면 이러한 현상은 "분자적 사고방식(molecular style of thought)"이라고 할 수 있다. 즉, 우리는 생명체의 구성요소를 분자적 요소로 구성하고 시각화하면서 생명을 일종의 기계장치로 보기 시작한다. 이러한 새로운 사고방식은 생명의 구성요소를 언제든지 바꾸거나 조작할 수 있다는 가능성을 받아들이게 된다. 또한 분자적 사고방식과 함께 21세기로 전환하는 시기에 형성되는 또 다른 특징 중에 하나는 바로 '주체화' 현상이다. 18세기 이후 시민권의 획득은 항상 국가가 분류하고 관리하는 인구단위의 생물학적 주체였다. 국가는 시민들의 생명을 유지하고 보존하도록 다양한 방법의 관리를 수행한다. 그 대표적인 사례가 병원, 보험, 위생시설, 인구통계(센서스) 등이다. 이러한 집합적이고 국가 관리의 대상으로서 생물학적 시민권은 유지되었지만, 최근에 사람들은 수동적 형태의 시민권에서 능동적인 형태의 생물학적 시민권으로 전환되었다고 일부 학자들은 주장한다. 이러한 변화는 생물학적이고 생의학적 권리의 보장을 시민들이 자발적으로 요구하는 형태로 나타나게 된다.** 이러한 주체화현상은 분자적 사고방식과 함께 개별적인 주체 단

---

* 니콜라스 로즈, 김환석 편, 「생명자체의 정치를 위하여-21세기의 생명정치」, 『생명정치의 사회과학』, 알렙, 2014, 15~42쪽; Kim Kiheung, *Social Construction of Disease : From scrapie to Prion*, London : Routledge, 2006.

** Adrianna Patryna, *Life Exposed : biological Citizens after Chernobyl*, Princeton : Princeton University Press, 2002.

위에서 자신의 생명에 대한 치료와 관리에 대해서 심각하고 생각하고 요구하는 상황으로 전환되었다. 세 번째 흥미로운 변화는 사회의 대량생산 체계로 인해서 더 이상 원본(오리지널)과 복사본 사이의 차이와 구분이 무의미해지는 상황에 이르게 된다. 원본이 디자인되고 시장에 나오는 순간, 대량생산과 대량소비로 인해 원본을 찾는 것은 무의미한 시도가 된다. 이미 '쌍생아 소실현상(vanishing twin)'이라고 부를 수 있는 현상은 도처에서 나타나고 있다. 그 한 사례가 최근 중국을 휩쓸고 있는 '산자이[山寨]' 현상이다. 이것은 선진국에서 생산된 브랜드를 표절하면서 그것에 대해서 긍정적인 의미를 부여하는 사회적 현상을 지칭하는 것이다. 산자이 문화에서는 원본과 짝퉁 사이의 구분은 전혀 의미없게 된다. 차라리 그 지역에서 사용되고 통용되는 복제본이 원본보다 더 큰 위력을 행사하는 경우가 발생한다.

복제양 돌리의 대중적 수용과 줄기세포 연구로의 자연스러운 연결과정은 그 사회가 갖고 있는 전환과정을 이해하지 않고는 설명이 불가능해진다. 돌리가 태어나기 10여 년 전까지만 해도 '복제'라는 생명공학적 기술은 신뢰할 수 없고 부정적인 이미지로 포장되어 대중들에게 사용되었

쌍둥이 소실현상은 쌍둥이를 임신하는 경우 10~15주 사이에 두 아기 중 하나가 심장을 멈추고 자연소멸하는 경우이다. 과정에서 사라진 아기는 아무런 징후 없이 산모에게 재흡수된다. 이것은 원본과 복제본의 공존과 소멸을 의미할 수도 있다.
강려화, 「중국 산자이 현상의 사회문화적 의미에 관한 연구」, 『디지털 디자인학 연구』 10-4, 2010, 210~218쪽.

다. 하지만 사고방식의 분자화 현상이 가속화되고 능동적으로 자신의 신체와 질병을 관리하고 치료하는 새로운 생물학적 시민권의 형성은 '복제'에 대한 부정적인 이미지를 수용가능한 그리고 사용가능한 기술로의 인식의 전환으로 이어지게 되었다. 과학적 연구는 그 사회가 담고 있는 대중들의 사고방식과 상상력과 따로 분리하여 생각할 수 없다. 과학연구가 사회적 상황과 분리되는 순간, 그 과학적 연구는 '프랑켄슈타인'이 되고 '브라질에서 온 소년'이 된다. 결국 과학에 대한 이해는 '사회적 창'을 통해서 이루어질 수밖에 없다.

참고문헌

강려화, 「중국 산자이 현상의 사회문화적 의미에 관한 연구」, 『디지털 디자인학 연구』 10-4, 2010.
로즈, 니콜라스, 「생명자체의 정치를 위하여-21세기의 생명정치」, 김환석 편, 『생명정치의 사회과학』, 알렙, 2014.
조주현, 『벌거벗은 생명-신자유주의 시대의 생명정치와 페미니즘』, 또하나의 문화, 2009.
카슨, 레이첼, 김은령 역, 『침묵의 봄』, 에코리브르, 2011.
콜라타, 지나, 이한음 역, 『복제양 돌리』, 사이언스북스, 1998.

Anderson, C. P., "In his own words: Nobel Laureate James Watson calls report of cloning people science fiction siliness", *People* 17, April 1978.
Culliton, B. J., "Scientists dispute book's claim that human clone has been born", *Science* 24, March 1978.
Gaylin, W., "The Frankenstein myth becomes a reality: We have the awful knowledge to make exact copies of human being", *The New York Times* 5, March 1972.
Gotweis, H., B. Slater & C. Waldby, *The Global Politics of Embryo Stem Cell Science*, London: Palgrave MacMillan, 2009.
Gwynne, P., "All about clone", *Newsweek* 20, March 1978.
Haldane, J. B. S., "Biological possibilities for the human species in the next ten thousand years", ed., *Gordon Wolstenholm, Man and His Future: CIBA Foundation Volume*, Boston: Little Brown & Company, 1963.
Kim, Kiheung, *Social Construction of Disease: From Scrapie to Prion*, London: Routledge, 2006.
Petryna, Adrianna, *Life Exposed: Biological Citizen after Chernobyl*, Princeton: Princeton University Press, 2002.
Rorvik, D., *In His Image: The Cloning of a Man*, New York: J.B. Lippincott, 1978.

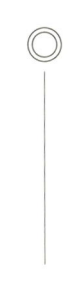

4장

복제의 문제 그 너머의 가능성

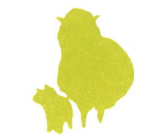

너희가 복제를 믿느냐?
복제의 양자역학

김상욱

르네 마그리트의 1937년 작품 〈Not to be reflected(복제불가)〉에는 거울을 보는 남자의 뒷모습이 등장한다. 거울에는 쳐다보는 남자의 앞모습이 아니라 뒷모습이 비쳐있다. 이것이 제목을 설명해준다. 초현실주의 작가로 자리매김되는 마그리트는 자신만의 독창적인 작품세계를 가지고 있다. 이 그림도 거울이 갖는 복제의 특성을 비틀어 묘한 느낌을 자아낸다.

우리는 거울 속의 내가 나의 복제물이 아님을 안다. 나로부터 출발한 빛이 거울에서 반사했기 때문에 생기는 착각일 뿐이다. 하지만, 거울을 처음 보는 아이들은 거울 속에 복제된 내가 있다고 생각한다. 보는 것이 믿는 것이라는 격언이 틀릴 수 있다는 말이다. 보는 것으로 충분치 않다면 복제의 정의를 어떻게 해야 할까?

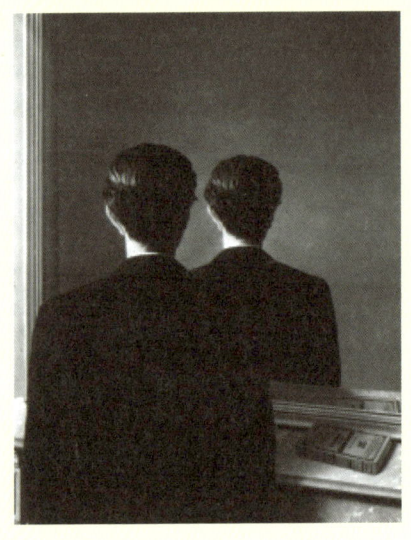

그림 1
르네 마그리트의 〈Not to be reflected〉(복제불가)

구별불가능성과 상호관계

B가 A의 복제물이라는 것은 A와 B가 동일하다는 것을 의미한다. 우선 '동일하다'는 것을 물리학적 관점으로 살펴보자. 세상 모든 것은 원자로 이루어져 있다. 고양이와 스파게티가 다르다면 그들을 구성하는 원자들의 배열이 다르기 때문이다. 여기서 배열이라는 용어를 사용했음에 유의해주기 바란다. 원자는 종류만 같다면 완전히 동일하기 때문이다. 지구에 있는 수소원자 A와 화성에 있는 수소원자 B는 완전히 동일하다. 이 때문에 물질의 특성은 원자들의 배열만으로 결정된다. 이러한 원자들의 동일성은 구별불가능성(indistinguishability)라는 특별한 물리용어로 표

현된다.

원자들은 정말 서로 조금의 차이도 없다. 이것이 정확히 무엇을 의미하는지 예를 들어 설명해보자. 수소원자 A와 B를 순서대로 줄 세우는 경우의 수는 몇 가지인가? AB 또는 BA, 두 가지 경우가 가능할 것 같다. 하지만, 정답은 한 가지다. 원자 A와 B는 완전히 동일하기 때문에 순서를 바꾸어봐야 차이가 없기 때문이다. 사실 수소원자 A, B라는 말 자체도 잘못된 것이다. 수소원자는 이름으로 부를 수 없고, 개수가 몇 개인지만 의미를 갖는다. 따라서 원자들은 서로가 서로에 대한 완벽한 복제물이라 볼 수 있다.

원자들이 모두 동일하다는 것이 갖는 의미는 무엇일까? 한 가지 색을 갖는 벽돌로만 집을 짓는다면 벽돌의 배치만이 중요하다. 배치란 기하학적인 구조를 말한다. 기하학적 구조란 부속품들 사이의 관계라고 할 수 있다. 결국 우주는 부속품 개개의 특성보다 그들 사이의 관계에 기반을 두고 만들어졌다고 볼 수 있다. "내가 그의 이름을 불러주기 전에는 그는 다만 하나의 몸짓에 지나지 않았다. 내가 그의 이름을 불러주었을 때, 그는 나에게로 와서 꽃이 되었다." 여기서 시인 김춘수의 「꽃」을 떠올린다면 지나친 비약일까? 물론 개개의 원자들은 나름의 특징을 가지고 있다. 현재 100여 종에 가까운 원자가 알려져 있지만, 우리 주변에서 보는 대부분의 물질은 잘해야 30여 종의 원자로 구성된다. 특히, 인간과 같은 생명체의

* F. Reif, "Fundamentals of Statistical and Thermal Physics", Waveland Pr Inc, 2008.

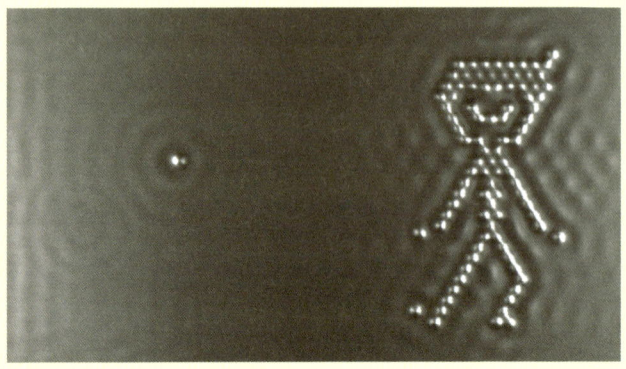

그림2
2013년 IBM에서 제작한 스톱모션 애니메이션 〈소년과 원자(A boy and his atom)〉의 한 장면.
그림에 보이는 구형의 물체들은 이산화탄소 분자들이다. 주사터널링현미경(scanning tunneling microscope)을 이용하여 원자를 하나씩 이동시켜서 만든 동영상이다. 세계에서 가장 작은 스톱모션필름으로 기네스북에 등재되기도 했다.

경우 원자의 개수로 보았을 때, 99.5%가 수소, 산소, 탄소, 질소와 같은 네 가지 원자로만 이루어져 있다.

원자의 눈으로 본 복제

원자는 매우 작다. 원자 10만 개 정도를 늘어놔봐야 머리카락 두께 정도가 될 뿐이다. 이것은 동일성에 또 다른 중요한 의미를 갖는다. 사람 몸은 대략 10^{28}개의 원자로 이루어져 있다. 1에 이어 0을 28개 써야하는 거대한 수다. 따라서 원자 수준에서 보았을 때, 일란성 쌍둥이는 동일할 수 없다. 생명의 정보는 DNA에 담겨있다. DNA에 있는 염기 하나가 정보의 최소단위를 이룬다. 하나의 염기는 대략 10~20여 개의 원자로 구성된다. 수정란이 한번 분열한 직후 이들의 DNA 염기서열은 같다. 하지만, 이후 세포분열 중의 복제과정에서 벌어지는 오류 때문에 DNA가 아주 미세하나마 조금씩 달라진다. 인간 DNA는 30억 개의 염기서열로 구성된다. 30억 문자를 하나씩 옮겨 쓸 때, 실수를 안 하는 것이 오히려 이상한 일이다.

마찬가지 이유로 복사한 문서도 원본과 동일하지 않다. 문서상의 한 글자를 골라 충분히 확대해보자. 토너를 구성하는 수천 수백억 개의 원자가 보일 거다. 이들의 배열이 완전히 같게 되는 것은 불가능하다. 복제물이 원본의 원자배열을 이룰 경우의 수는 한 가지인데, 어딘가 결함이 생길 경우는 천문학적으로 많기 때문이다. 그럼에도 불구하고 복사본은 서로 비슷해 보인다. 이것은 단지 우리가 인지할 수 있는 수준에서 동일한 것에 불과하다. 원자를 고려하면, 거시물체의 완벽한 복사본을 얻기란 거의 불가능하다. 따라서 이 책에서 논의되고 있는 복제의 대부분은 근사적인 동일성을 의미할 뿐이다.

원자들이 서로 동일하다고 했지만, 엄밀히 말하면 그렇지 않다. 원자는 내부 상태를 가질 수 있기 때문이다. 동일한 수소원자 두 개라 하더라도, 하나는 A 상태, 다른 하나는 B 상태에 있는 것이 가능하다. 쌍둥이라도 한 사람은 자고 있고, 다른 사람은 깨어 있을 수 있는 것과 비슷하다. 원자의 내부 상태는 양자역학으로 기술된다. 내부 상태가 다른 원자끼리는 서로 구분가능하다. 앞에서 우리 몸을 이루는 탄소원자가 모두 동일하다고 했을 때, 이들의 내부 상태가 같다는 전제를 한 것이다.

원자의 내부 상태에는 기묘한 점이 있다. 첫째로 상태가 불연속적이다. 이해하기 쉽게 속도를 가지고 예를 들어보자. 자동차는 대략 시속 180킬로미터보다 작은 아무 값이나 속도로 가질 수 있다. 시속 60킬로미터일 수도 있고 61킬로미터일 수도 있으며, 이 두 값 사이의 어느 값도 가능하다. 실제 이 두 값 사이에는 무한히 많은 값들이 존재한다. 즉, 가능한 속도의 값이 연속적이란 말이다. 하지만, 수소원자 내부의 전자의 경우 시속 60킬로미터, 70킬로미터의 속도를 갖는 것은 허용되지만, 시속 65킬로미터는 불가능하다. (전자가 실제 이런 속도를 갖는 것은 아니다.) 양자역학의 '양자(量子)'라는 것이 바로 이렇게 띄엄띄엄한 양(量)을 표상하기 위해 선택된 단어다.

원자 내부 상태가 불연속적이라는 것은 복제에 유리한 조건이다. 이것도 속도의 예로 설명해보자. 시속 60킬로미터를 갖는 수소원자를 복제한다고 해보자. 수소원자가 연속적인 속도를 가질 수 있다면 복제물이 정확히 60킬로미터를 갖게 하는 것은 쉬운 일이 아니다. 까딱 잘못하면 60.001킬로미터가 되거나 59.999킬로미터가 될 수 있기 때문이다. 하지만 60킬로미터, 70킬로미터와 같이 불연속적인 속도만 가능하다면 복제에서 생기는 오류를 막을 수 있다. 0과 1이라는 불연속 신호로 구성된 디지털이 아날로그보다 소음이 적은 소리를 만들어내는 것도 이런 이유 때문이다.

복제불가정리

원자 내부 상태의 기묘한 점은 불연속성뿐이 아니다. 수소원자가 가질 수 있는 상태를 A, B 라고 하면, 하나의 수소원자는 한 번에 A 또는 B, 둘 중의 하나의 상태만을 가져야 한다. 하지만, 양자역학에 따르면 하나의 수소원자는 동시에 두 개의 상태를 모두 가질 수 있다. 이것을 양자 중첩상태라 한다. 잠을 자면서 동시에 깨어 있을 수 있다는 것이다. 이것은 몽유병과 다르다. 어렵기로 소문난 양자역학의 모든 미스터리는 바로 이 중첩으로부터 나온다.

중첩의 특성을 자세히 살펴보자. 수소원자가 동시에 A와 B의 상태에 있다고 했는데, 직접 확인해보면 어떤 결과가 나올까? 문제는 동시에 A와

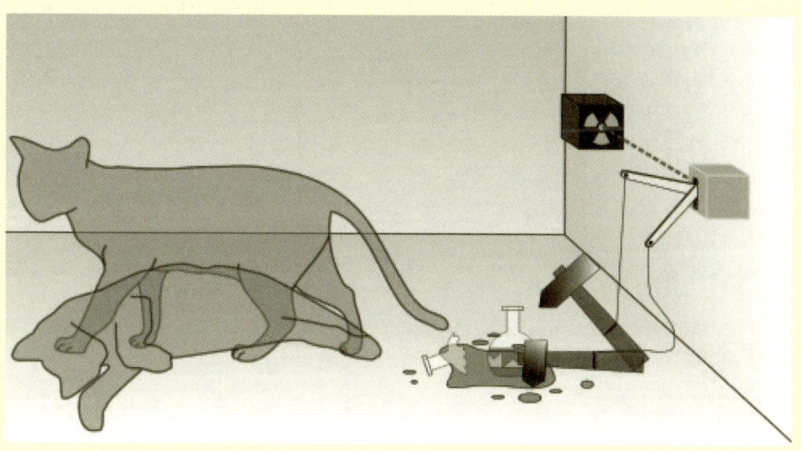

그림3
슈뢰딩거 고양이의 역설을 설명하는 모식도. 양자역학의 핵심원리인 중첩이 보여주는 모순을 보여준다.

B에 있는 상태로는 관측될 수 없다는 거다. 예를 들어 A가 살아있는 상태고, B가 죽어있는 상태라면 동시에 죽어있으면서 살아있는 상태가 존재해야한다. 이것은 '슈뢰딩거 고양이 역설'로 알려진 유명한 문제다. 실제 관측을 하면 수소원자는 A 또는 B 하나의 상태에 존재한다. 그렇다면 A와 B의 중첩상태에 있었다는 것은 무슨 말인가? 여기서 자세히 설명할 수는 없지만, 중첩상태에 있어야지만 설명할 수 있는 다른 현상이 나타나서 그렇다.

그렇다면 측정하기 전과 후가 왜 다른가? 양자역학의 핵심가정 가운데 하나는 측정이라는 행위가 대상에 영향을 준다는 것이다. 즉, 측정이 중첩을 깨뜨려 A 또는 B라는 하나의 상태로 만들었다는 것이다. 이것은 과학의 상식을 위배하는 것처럼 보인다. 연필의 길이를 재어보니 10센티미터였다. 길이를 재기 직전 연필의 길이는 얼마였을까? 이건 바보 같은 질문이다. 당연히 10센티미터다. 관측이란 이미 존재하고 있는 물리량을 확인하는 절차니까. 이 과정에서 측정이 대상에 영향을 주어서는 안 된다. 양자역학은 측정에 대한 이런 믿음을 송두리째 뒤엎는다. 측정은 필연적으로 대상에 영향을 준다. 음식에 전혀 영향을 주지 않고 맛을 볼 수는 없다. 맛을 알려면 아주 조금이라도 떼어내서 먹어봐야 하는 것과 비슷하다.

양자역학의 측정문제는 복제에 있어 중요한 함의를 갖는다. 측정이 그 과정에서 대상을 변화시킨다면 측정 이전의 모습에 대해 절대로 알 수 없다. 복제라는 것은 대상과 동일한 것을 하나 더 만드는 것이다. 대상에 대해서 정확히 알 수 없는데, 어떻게 복제할 수 있을까? 내부 상태에 대해 전혀 알지 못하는 원자가 있을 때, 이것을 복제하려면 어떻게 해야 하는가? 이와 관련하여 1982년 우터스(Wootters)와 쥬렉(Zurek)은 「단일 양자는 복제될 수 없다(A single quantum cannot be cloned)」라는 논문을 『네이처』지에 출판했다.* 알지 못하는 임의의 양자상태를 복제하는 것은 불가능하다는 것이 논문의 요지다. '복제불가정리(no-cloning theorem)'라 불리는 양자역학의 중요한 원리다. 결국 양자역학은 근본적인 수준에서 복제를 거부하고 있는 것이다.

1993년 찰스 베넷 등은 양자전송(quantum teleportation)의 기본 아이디어를 제안한다.** 〈스타트랙〉에 나오는 공간이동의 이론이라는 오해를 불러일으키기도 했다. 사실 양자전송은 물질이 직접 이동하는 것이 아니다. 정보만 이동한다는 점에서 팩스와 비슷하다. 원자들이 갖는 임의의 양자상태를 멀리 떨어진 다른 원자들로 옮기는 것이다. 잠깐! 이것은 복제불가정리에 위배되는 것이 아닌가? 양자전송은 분명 임의의 양자상태를 복제하는 것이다. 하지만, 복제과정에서 원본을 파괴하게 된다. 원본에 대한

---

* W. Wootters and W. Zurek, "A Single Quantum Cannot be Cloned", *Nature*, vol.299, 1982, pp.802~803.

** C. H. Bennett, G. Brassard, C. Crépeau, R. Jozsa, A. Peres and W. K. Wootters, "Teleporting an Unknown Quantum State via Dual Classical and Einstein-Podolsky-Rosen Channels", *Phys. Rev. Lett.*, vol.70, 1993, pp.1895~1899.

측정이 필요하기 때문이다. 엄밀하게 말해서 원본에 존재하는 양자 중첩을 깨뜨린다. 양자 중첩이 없다면 깨뜨릴 것도 없다.

복제불가정리는 단순히 학술적인 흥미만은 아니다. 이것은 도청이 불가능한 비밀통신의 이론적 기반이 된다. 적의 정보를 도청할 때 도청한 사실을 모르게 하는 것이 중요하다. 도청이 발각되면 도청당한 정보는 무시해 버릴 것이기 때문이다. 영화에서 스파이들이 비밀문서를 훔치지 않고 사진을 찍어오는 것도 이 때문이다. 만약 양자상태를 이용하여 통신을 할 수 있다면 도청은 불가능하다. 복제불가정리 때문이다. 이 때문에 양자암호 및 통신은 원리적으로 가장 안전하다고 알려져 있다.

나오며

생명은 복제다. 현대 생물학은 복제할 수 있는 능력을 생명의 가장 중요한 특성으로 꼽는다. 생명이 자신을 복제하지 못한다면 일찌감치 멸종해버렸을 것이다. 복제는 정보전달을 전제로 한다. 복제란 원본과 같은 정보를 사본에 옮기는 것이다. 생명정보의 전달자도 물질일 수밖에 없다. 그것은 반드시 원자로 되어있다. 이런 주장이 물리학자 슈뢰딩거로부터 나온 것은 우연이 아니다. 슈뢰딩거는 양자역학의 탄생 주역 가운데 한 사람이다. 슈뢰딩거가 말한 생명정보의 물질이 바로 DNA다.

복제를 원자의 수준에서 본다면 놀라운 사실에 직면하게 된다. 모든 원자는 완벽하게 동일하다. 이들은 없어지지도 않고 새로 생겨나지도 않으며 바뀌지도 않는 영원불멸의 존재다. 이런 의미에서 우주에는 복제라는 개념이 없다. 근원적인 수준에서는 그냥 모두 같은 존재다. 다만, 원자들이 여러 가지 형태로 모이면 거시적으로 구분 가능한 물체들이 만들어진다. 이들은 너무나 많은 원자로 구성되어 있기에 원자수준에서 완벽한 복제물을 만드는 것은 불가능하다. 복제과정에서 반드시 오류가 생긴다는 말이다. 하지만, 오류가 없다면 우리는 최초의 생명체를 벗어날 수 없다. 오류야말로 진화의 원동력인 것이다. 또한, 오류가 있음에도 거시적으로 동일하게 보인다는 것은 물체의 거시적 안정성을 보장한다.

원자는 양자역학으로 기술된다. 양자역학은 우리에게 보다 놀라운 사실을 이야기해준다. 양자 상태의 복제가 불가능하다는 것이다. 사실 우주의 모든 물질은 원자로 되어 있고, 이들의 상태는 모두 양자역학으로 기술된다. 엄밀한 의미에서 우주 전체는 하나의 양자상태로 보아도 무방하다. 결국 아주 근원적인 수준에서 우주는 복제를 허용하지 않는 듯이 보인다. 앞서 이야기한 원자의 동일성과 비슷한 결론이다. 결국 엄밀한 의미의 복제는 일종의 허상인 것이다. 르네 마그리트는 〈복제불가〉를 통해서 우주가 가진 이런 속성을 이야기하려고 했던 것일까?

참고문헌

김상욱, 「슈뢰딩거 고양이는 누가 죽였나?」, 『과학동아』 2월호, 2014.
배것, 짐, 박병철 역, 『퀀텀스토리』, 반니, 2014.
슈뢰딩거, 에르빈, 전대호 역, 『생명이란 무엇인가?』, 궁리, 2007.
앤지어, 나탈리, 김소정 역, 『원더풀 사이언스』, 지호, 2010.

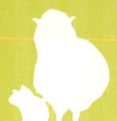

복제와 시뮬라크르의 냉소를 극복하는 실존의 미학을 찾아서

김진택

1

몇 년 전 후쿠시마 원전 사고. 그때 우린 많이도 놀라고 심각했지만 지금 그 일을 기억하는 사람은 별로 없는 듯하다. 금방이라도 온 지구가 핵 위험 속에서 자취를 감출 듯 벌벌 떨고 부산스러웠지만 이젠 조용하고 평온하다.

세상이 원격통신망으로 촘촘히 연결되면서 재난도 많아졌다. 정확히 말하면 재난의 소식을 접하고 알게 되는 일이 많아진 것이지만 그렇기 때문에 현상학적으로 재난이 많아졌다는 표현이 말장난에 그치는 것은 아

---

* 본 연구는 미래창조과학부 및 정보통신산업진흥원의 'IT명품인재양성사업'의 연구 결과로 수행되었음. (NIPA-2013-H0203-13-1001)

닐 것이다. 그렇게 재난이 많아졌는데, 그럼에도 불구하고, 아니 그래서 우린 무사한 건 아닐까?

여기서 재난은 자연재해나 사고를 뜻하는 것뿐 아니라 우리가 겪는 인식적 충격과 사건들을 모두 포함하는데, 과거의 경우엔 어떤 재난을 체험하면 그 경험의 감도와 반향이 크게 다가와 그것에 대한 대응과 각성이 좀 더 날카로워질 수 있는 상황이 있었다고 할 수 있다. 그러나 현재엔 처절한 재난이 많아졌지만 아니, 처절한 재난이 너무 많아져서 우린 무사한 듯하다. 사람들은 이제 놀라지도 않고 아프지도 않다. 무엇이 문제이고 무엇을 해결해야 하는지도 모르기에, 우린 무사하다. 견딜 수 없는 폭력과 아픔과 분노는 그저 매일 보는 이미지이고 이벤트이며 화면 너머 먼 곳의 일들이다. 실체가 아닌 이미지이고, 현실이 아닌 복제된 현실의 이미지만을 소비하고 있기 때문이다.

무엇이 현실이고, 실체인지, 무엇이 가상이고 거짓인지 그 경계선을 가르기가 어려워졌다. 선과 악이 무엇인지, 내가 믿고 있는 사실이 참인지 거짓인지, 가치 있는 일과 아닌 일은 무엇인지, 의미 있는 일과 그렇지 않은 것은 무엇인지 판단하는 일은 너무도 어렵고 그만큼 우리의 실존은 힘들게 흔들리고 있다. 이러한 비규정적, 불확정적, 비현실적 사태가 재난이라면 재난이고, 이 재난은 가상과도 같이 우리를 엄습한다. 보드리야르의 표현대로라면 우리가 사는 현실은 전면적 시뮬라크르의 현장인 것이다.

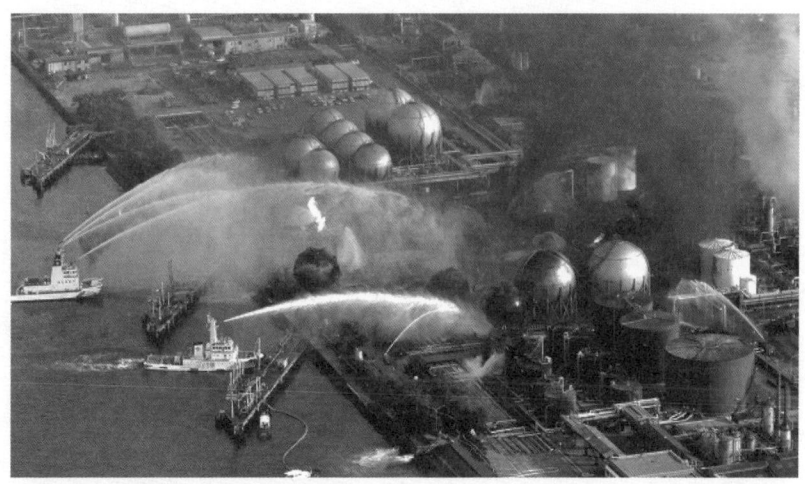

그림1
2011년 3월 11일 일본 도호쿠(東北) 지방 앞바다의 대지진과 지진해일(쓰나미)로 인하여 후쿠시마 제1원자력발전소에서 발전소가 침수되어 전원 및 냉각 시스템이 파손되면서 핵연료 용융과 수소 폭발로 이어져 다량의 방사성 물질이 누출되었다. 3년이 지난 지금까지도 정확한 인명 피해와 피해 범위, 위험 수준에 대한 모든 정보는 통제, 왜곡되어 있다.

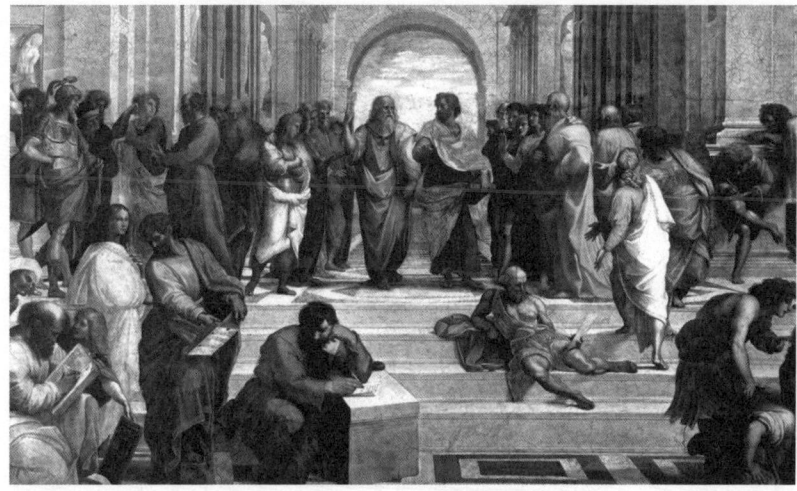

그림2
플라톤에게서 시뮬라크르가 추방되어야 하는 이유는 유사성과 동일성이라는 재현의 원리에 따라 작동하지 않는 불안하고 혼란스러운 이미지, 원본과의 참조를 개의치 않는 자족적인 이미지의 권력을 행사하기 때문이다. 이데아의 정신은 모사물의 세계보다 우위에 서고, 재현의 투명한 진리는 애매한 시뮬라크르 위에 군림한다.

2 컴퓨터 소프트웨어 기능구현을 통한 인공적 현실로서의 가상현실이라기보다 '모든 지시 기능이 청산' 된 인식론적 차원의 가상적 현실이 보드리야르가 말하는 총체적 시뮬라크르의 현실이다. 보드리야르가 역설하는 시뮬라크르는 전통적 형이상학이 사변적 전제로 가동시킨 중요한 태도들을 해체한다. '무엇은 무엇인가?'라고 묻는 존재론적 물음과 그것에 대해 '무엇은 무엇이다'라고 답을 구하는 메커니즘을 뒤흔들어 놓는 것이다. 이것에 대답하기 위해서는 절대 흔들리지 않는 지식과 인식의 기반 위에서 참과 거짓을 구분하고 실재와 가상(복제)을 구분하는 일이 전제되어야 한다. 우리는 그 메커니즘 안에서 동일성을 재생산하고 타자와의 관계를 정리하여 세계의 질서와 의미를 구축한다. 그러나 전면적 시뮬라크르의 현실에서 실재와 가상의 관계를 규정하고 지시하고 할 수 있는 손가락은 이제 더 이상 존재하지 않기에, 실재를 지시하려 하면 할수록 그 실재는 모습을 드러내지 않고 안개와 미궁 속의 무수한 경계만이 나타난다. 그는 가상의 이미지가 어떻게 실재를 재현하고, 왜곡하며 결국, 실재를 무화하고 자신의 순수한 가상을 자랑하고 당당해지는지 역사적인 관점에서 구성한다. "가상의 이미지는 심오한 실재의 반영이었고, (그 후) 심오한 실재의 왜곡과 변질, 위장이었다가, (그 후) 심오한 실재의 부재를 위장하였고, 이제 가상은 순수한

---

* J. Baudrillard, *Simulacre et Simulation*, Paris: Galilée, 1981, p.16.

가상으로서 심오한 실재와는 아무 관계없는 순수가상으로 존재한다" 는 것이다. 즉, 우리의 현실은 실재를 더 이상 원본으로 참조하지 않는 가상이 지배한다는 것이다. 원본으로서의 실재에 대한 존재론적 콤플렉스라고는 찾아볼 수 없는 당당한 가상적 이미지가 현실을 구성한다. "그것은 대기, 환경도 없는 과잉 공간 안에서 조합적 모델로부터 발산된 합성물로서의 초과실재(hyperréel)"다. 아침 햇살을 영롱히 머금고 풀잎에 매달린 CF속의 물방울이 우리가 갖는 아름다운 물방울의 이미지인 것이다. 비릿한 풀냄새와 안개에 잠겨 걸을 때마다 축축히 신발과 바지를 적시는 물방울은 불편하기만 존재들이다. 30여 년 전 북한의 책동으로부터 서울이 물에 잠기는 것을 막기 위해 평화의 댐은 필요했고 우리 국민은 모금운동을 벌여 성금을 모아야 했었다. 공포와 두려움, 권력을 먹고 증식하는 초과실재. 초과실재는 현실을 점령한다.

바로 이러한 현실을, 즉 가상이 실재보다 더 실재적으로 기능하고 가치를 획득하고 있는 초과현실의 상황을 비판하고 형이상학적 진리와 가치가 무너진 현실을 우려하는 일이 무의미한 일은 아닐 것이다. 그러나 그것만으로는 달라지는 것은 없다. 오히려 무책임한 일일 수도 있다. 자신만이 전면적 초과실재의 시뮬라크르의 현실을 벗어나 진정한 실재와 진리를 추구한다고 강변하는 일이기 때문이다. 가상이 모든 것을 먹어 치운 현실이고, 실재가 왜곡되다 못해 가상으로 들끓는다고 비장하게 말하면서 자

* *Ibid.*, p.17.
** *Ibid.*, p.11.

신의 형이상학적 우위를 과시하길 원하고 현실적 영향력을 행사하길 바라는 많은 비판적 태도들. 이것 역시 또 다른 가상적 이미지이자 초과실재를 구현하고 있는 것 아닌가?

그러나, 우리는 같은 이야기를 보드리야르에게 할 수 있을 것이다. 전면적 시뮬라크르를 말하는 그는 실재와 가상이 나뉘는 지점을 정확히 파악하고 그 경계에 서있다고 말할 수 있을까? 전면적 가상이라고 말하기 위해서는 오로지 실재로 구현되는 현실이 전제해야 한다. 하지만 이론적 추상화 외에 이러한 현실이 존재할까? 보드리야르는 이 부분을 실재의 인위적 부활이라는 개념으로 메운다. "디즈니랜드를 둘러싼 LA와 아메리카 전부가 이미 더 이상 실제적이지 않고 하이퍼 리얼리티와 시뮬라시옹의 질서에 따르는 때에, 디즈니랜드는, 나머지는 실제적이라는 것을 믿게 하기 위해서, 상상적인 것처럼 설정되었다. 실재의 잘못된 이데올로기가 더 이상 중요한 것이 아니라, 실재는 더 이상 실재가 아니라는 것을 숨기는 것, 그러므로 실재의 원칙을 구제하는 것이 중요하다." 즉, 전면적 시뮬라크르의 현실에서 실재처럼 보이는 것은 실재가 아닌, 우리 스스로 설정하고 구축하는 인위적 노력일 뿐이라는 것이다. 눈 앞의 실재는 가상이므로 이 세계는 청산되어야 하고, 또한 청산된 세계 이후 드러나는 현실 역시 곧 인위적으로 부활한 현실과 실재라는 말이다. 이는 이상주의적 형이상

---

* *Ibid.*, p.26.
** "아메리카는 꿈도 아니고 실재도 아니다. 그것은 하나의 극실재다. 그것은 처음부터 마치 실현된 것처럼

학의 맹목적 세계관을 해체하는 과정에서 강한 파괴력을 보여주는 논리라고 할 수 있지만, 이 역시 그가 비판하는 논리와 똑같은 관념적 추상화를 따르고 있는 것은 아닐까? 형이상학적 질서를 해체하고 전위적 사유를 통해 자본주의적 모순에 비판적 공간을 과감히 열어 놓은 그의 사유가 전면적 시뮬라크르 전망에 이르면서 우리는 현실에 대한 전면적 냉소와 또 다른 허무주의를 떠맡게 되는 것은 아닌지.

우리는 이 관념적인 추상화를 배제하지 못한 사유의 냉소와 자괴의 태도 대신, 그것이 '인위적 부활'의 방식으로 불리우든 아니든 현실과 실재가 나름의 방식으로 구축되는 실존적 현실에 주목하려 한다. 이론적 차원에서 추상적 궤적을 통해 현실을 거창하게 진단하고 재단하는 길이 아닌, 솔직하고도 실존적인 태도로 더 넓은 차원에서 존재하는 현실과 함께 생성하는 길이 있을 테니 말이다. 씁쓸한 현실이고 불행한 현실이자 또한 날아갈 듯 나름대로의 경쾌한 현실을 우리는 살아가고 있는 듯하다. 가상과 실재의 관계를 조금 느슨하게 바라보는 우리의 실존적 태도가 그저 불분명하고 모호하다는 이유로 폄하될 이유는 없다. 오히려 우리 실존의 '기우뚱한 균형'의 모습 그대로가 인정되어야 한다.

체험되어온 유토피아이기 때문에 극실재다. 이곳의 모든 것은 현실적이며 실용적이지만, 당신을 꿈꾸고 있도록 내버려 둔다." 장 보드리야르(J. Baudrillard), 주은우 역, 『아메리카(Amerique)』, 산책자, 2009, 58쪽.

* '기우뚱거리는 균형'은 김진석이 자신의 '포월'과 '소내'의 개념을 설명할 때 매우 자주 사용하는 표현이자 은유적 개념이다. 김진석, 『니체에서 세르까지』, 솔, 1995, 27쪽.

사물과 존재들의 속성은 형이상학적 관계에 의해 규정되지도, 총체적 시뮬라크르의 냉소의 풍경 안에서 맴도는 것만도 아니다. 이론에 의지하지 말고 현실적인 상황을 생각해보자. 우리가 어떠한 직업을 갖고자 할 때, 어떠한 사물이나 현상에 많은 가치를 부여할 때, 어떠한 삶을 살겠다 할 때의 우리 모습을 떠올려 보자. 우리 삶의 여정에서는 실제 현실이 생각했던 것과는 너무 다르기도 하고, 실제 멋져 보여서 갖고자 했던 물건이, 혹은 하고자 했던 행위가 사실 그만한 충족감을 주지 못하는 일은 너무나 많지 않은가? 이러한 현실적 사태 모두가 시뮬라크르에 점령당한 것이고, 애써 찾은 의미는 인위적 부활에 불과하다고 판단한다면, 땅에 발 딛고 꿈꾸는 인간의 실존은 모두 하찮은 사건에 지나지 않는 것일까? 어렵게 성취한 나의 성과와 모습을 남들이 근사하게 여기며 부러워하는 이미지 하나 없이 우리가 자아를 실현하고 가치를 창출할 수 있을까? 좀 더 행복한 공동체를 설계하고자 하는 가치에 대한 신념 없이 미래를 설계할 수 있을까? 혹은, 경쟁사회의 거친 틈에서 벗어나 자신의 삶의 현장을 소박한 행복과 평안의 이미지로 그려보는 일 없이 우리가 잠시 숨을 쉬고 다시 삶을 꾸려나갈 수 있을까?

이미지에 불과한 이미지, 가상적 유혹이라 말할 수 있는 이미지들은 사실 너무도 강렬한 실존적 바람이자 주술적 신념으로 우리와 함께 현실을 구성하고 있다. 그 '가상적' 이미지 없이, 주술적 신념 없이 오늘의 '현실'은 극복되기 어렵고 인간의 꿈은 이루어지기 어렵다. 인위적 부활이 있다

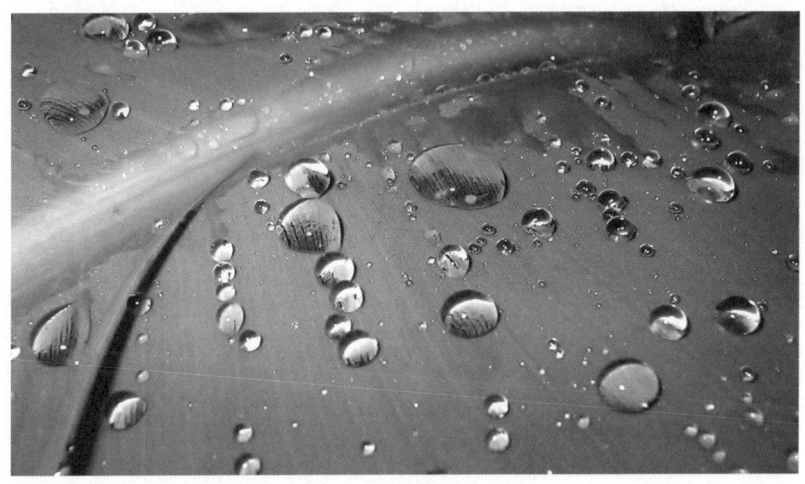

그림3
아침 햇살을 영롱히 머금고 풀잎에 매달린 CF 속의 물방울이 우리가 갖는 아름다운 물방울의 이미지이다. 초과실재로서의 만들어진 물방울 이미지는 실재 물방울에 대한 감각과 인식을 지배한다.

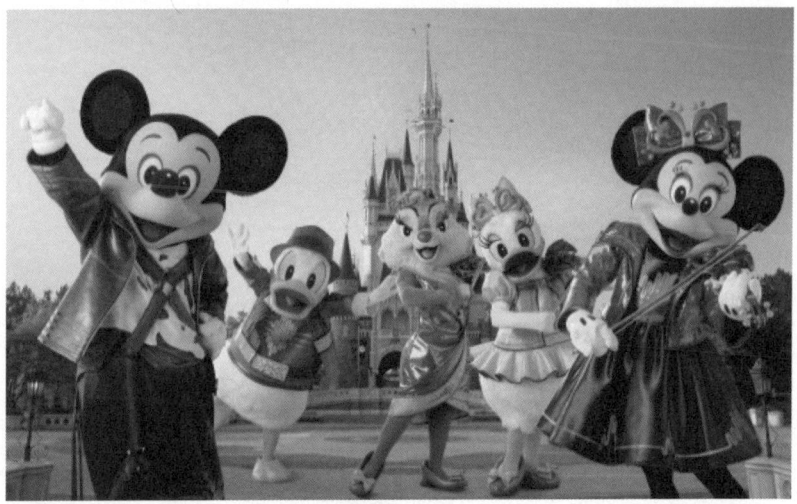

그림4
대부분의 지식인들은 강건히 존재하는 실재와 현실 원칙을 디즈니랜드는 가상적 이미지로 왜곡한다는 논리로 비판하였지만, 보드리야르는 더 나아가 초과실재로서의 층위를 분석하였다. 디즈니랜드를 비판한다면 그것은 디즈니랜드가 가상적 이미지로서 실재를 왜곡해서가 아니라 그것이 실재의 부재를 은폐하기 때문이라는 것이다.

면 그것은 실재와 현실을 종말론적으로 끝을 낸 관념이 다시 만들어 낸 냉소적 웃음을 담은 가상의 유혹이라기보다는, 우리가 실존적 차원에서 강렬하게 일구는, 때로는 어리석고, 때로는 치열하게 우리의 몸과 마음이 일구는 현실의 또 다른 모습일 것이다. 주술적 신념은 비이성적인 것이 아니라 정신과 감각을 한 켠에서 이끄는 실존의 동인이지 않겠는가?

3

그러나 이러한 것들은 그저 매우 상대적이고 주관적인 현상학적, 실존적 태도에서만 기능하는 사태가 아니냐고 반문할 수 있다. 기껏해야 문화적이고 관념적 차원에서만 가능한 풍경은 아니냐고 말이다.

하지만, 매우 객관적이고 실증적인 과학과 물리적 법칙의 경우에도 적용되는 사태일 수 있다. 우리가 객관적인 명제와 사실관계를 보여준다고 믿는 과학적인 공식과 이론 역시 실재와 현실에 대한 가상적 가설, 가상적 결말, 가상적 시나리오에 근거하는 인위적 부활일 수 있다는 것이다. 아니, 하나의 물리적, 수학적 공식과 이론은 인간이 자연과 우주와 맺는 계

---

* 보드리야르 역시 과학의 객관성에 대한 회의를 갖고 있었다. "결국 과학은 이성이 진보하면 세계를 해석할 수 있다고 전제하면서 세계에 대한 낙관적인 시나리오를 계속 만들어 내었다. 그리고 우리가 세계, 원자, 분자, 미립자, 바이러스 등을 '발견'한 것은 이러한 가정 속에서이다. 그러나 우리가 대상을 발견하는 동시에 대상이 우리를 발견한다고, 그리고 그러한 발견 속에는 대결의 관계가 존재한다고는 결코 가정하지 않았다. 우리는 대상을 자체의 특성 속에서 이해할 수 없기 때문이다." J. Baudrillard, *L'échange impossible*, Paris : Galilée, 1999, p.31.

약관계 안에서 만들어지는 상호적 계약서라고 보는 것이 맞을지 모르겠다. 비로소 물리적 관계와 법칙이 안정되고 인간과 존재의 질서가 평안을 누리는 주술적 계약서.

과학적 법칙은 사물들의 물리적, 화학적 관계를 나타내는 '기호'다. (즉, 우리가 우리의 규칙과 이해범위 안에서 약속한 언어의 하나인 것이다. 이미 이 사실이 '과학은 절대적 사실이다'라는 명제를 흔들고 있는 셈이다.) 예를 들어, 하나의 물리 법칙이 있으려면 물리량이 있어야 하고, 정의된 추상적 양에 대해 사유하는 수학과 달리 물리학은 측정 가능한 양들 사이의 관계를 다루어야 하고, 어떤 양이 물리량이 되기 위해서는 객관적인 측정 방법이 제시되어야 한다. 갈릴레이와 아인슈타인의 상대성 이론을 보자. 그에 의하면 물리량을 측정함에 있어서 측정하는 사람의 상태에 따라 달라지는 양은 속도뿐이어야 한다. 자동차에서 측정한 기차의 속도와 서 있는 사람이 측정한 기차의 속도가 다르지만 '기차의 크기'라는 물리량은 같아야 하는 것이다. 실제 현실이 그렇기 때문이다. 그러나 빛의 속도는 항상 같다는 것이 마이컬슨과 몰리에 의해 밝혀지면서 갈릴레이 상대성 이론은 흔들린다. 현실에서는 속도가 다르게 측정되고 있으니 현실 사태와 맞지 않아진 셈이 되어 버리기 때문이다. 즉, 기호적으로, 가상적으로 규정해주던 과학의 '주술적' 계약서의 시효를 다시 가상적으로 갱신하거나 새로운 계약서로 대

---

* 아인슈타인, 최규남 역, 『상대성이론』, 동서문화사, 1989, 150~166쪽 요약.

체해야 할 일이 생기는 것이다. 한동안 우리는 새로운 계약서를 작성하지 못했다. 그 새로운 계약서는 결국 아인슈타인이 작성하게 된다. 그는 갈릴레이의 상대성 원리를 받아들이는 동시에 그것과는 양립할 수 없는 광속 불변의 원리를 받아들인다. 그리고는 정지한 상태에 있는 관측자가 측정한 물리량을, 일정한 속도로 달리고 있는 관측자가 측정한 물리량으로 환산하는 환산식인 로렌츠 변환식을 제안하면서 새로운 계약서를 작성하려 한다.[*] 로렌츠 변환식의 창조적 대입을 통해 모든 관성계에서 같은 물리법칙이 성립하고 빛의 속도가 일정하기 위해서는 서로 다른 운동 상태에 있는 관측자가 측정한 양이 달라야 한다는 이론을 창의적으로 적용한 '셈'이다. 즉, 현실의 물리적 사태에서 본다면 양립할 수 없는 상대성 원리와 광속 불변의 법칙을 화해시키는 상대성 이론을 아인슈타인은 만들었다. 다시 말해서, 자연과 현실 물리적 상태 모두를 충족하게 하고 이론과 현실의 간극을 채워 주기 위해 물리량을 희생시킨 계약서를 제안한 것이다.^{**} 물리적 현실의 사태와 자연과의 교섭과 합의에 들어가 새로운 계약서를 작성하는 네고시에이터들이 바로 과학자가 아닐까? 수학과 물리학적 공식이라는 기호로 자연과 협상대에 마주 앉는, 매번 결코 쉽지 않은 새로운 계약서를 작성하는 데 온 힘을 쏟는 네고시에이터로서의 과학자. 우

---

* 토마스 뷔르케, 백종유 역, 『E=mc²』, 자음과모음, 2010, 61~91쪽 요약.
** "진리 자체는 '쓸모 없는 진리'라는 이 숭고한 명칭을 부여 받을 가치가 있는 것 같다." J. Baudrillard, *op.cit.*, p.18.

리는 그들이 맺은 수많은 협상과 계약서들을 배우는 것은 아닐까? 그들이 치열하게 실천한 인위적 부활 말이다. 해석학적 기하학이라는 데카르트의 계약서, 특수 상대성 이론이라는 아인슈타인의 계약서, 빅뱅 이론이라는 스티븐 호킹의 계약서……즉, 객관적 사실과 물리적 법칙만으로 빈틈없이 정확하게 건축되어 있는 현실과 실재적 관계가 이미 선험적으로 존재하는 것이 아니라, 실존적 경험을 바탕으로, 일종의 기호적 표현으로 기능하는 물리학적 공식과 법칙에 근거해 현실과 실재 세계가 구축된다고도 할 수 있지 않을까?

4 보드리야르의 전면적 시뮬라크르와 초과실재, 그리고 인위적 부활의 궤도 안에서는 정보와 기호의 과잉이 실재적 사태를 지칭하거나 의미를 함축하지 못하는 사태에 이르러 의미가 내파(im-plosion)되어 버리기 때문에 현대 사회는 극단적 소통의 부재 상태가 되고 이것은 탈정치성의 범람을 야기한다고 할 수 있다.* 이러한 냉소적인 시선을 벗어나 새롭게 사물과 존재와의 생성의 영역을 소중히 꾸려가는 실존은 매우 버겁고 힘든 일이기도 하다. 하지만 그만큼 의미 부재와 소멸의 상황을 살아

---

* J. Baudrillard, *op. cit.*, p.18.

가는 우리의 실존의 모습은 결코 만만하지도, 비루하지도, 녹녹치도 않다. 스스로 원본과 관계없이 자족적인 현현의 단계에 위치한 가상적 이미지가 촉발한 의미의 내파로 포염이 짙은 매스미디어가 지배하는 현실에서 실존적 개체들이 많은 힘을 기울여 자신의 긍정적 공간을 만들어 내려는 노력은 그럴싸한 정치적 슬로건의 제창만으로는 이루어지지 않는다. 의미와 가상 사이에서, 냉소와 눈물겨운 긍정의 사이에서, 새로운 테크놀로지와 존재들과의 교섭과정에서 맺는 계약 체결의 와중에서 우리의 실존은 주술적 바람을 새롭게 생성시키며 기우뚱거리는 균형을 어렵게 유지한다. 나약하고 볼품 없는 여정이지만 그래서 숭고한 삶의 여정인 것이다. 그 여정엔 인간과 자연이 함께 체결하고 책임지는 계약의 무게를 정직하게 견디면서 걸어가는 의연함이 절실하게 필요하다.

"대중매체는 상품의 유통과 동질이듯이 그러한 발언과 동질이다. 그러나 위반과 전복이 아니라고 미묘하게 부인되지 않는다면 전파를 타지 않는다. 말하자면 모형으로 변환되고 기호로 무력화되어 위반과 전복으로서의 의미를 잃어버린다. 위반은 모형도 원형도 계열도 없다. 따라서 위반을 치명적으로 공개하는 것보다는 위반을 줄이는 것이 아직도 더 나은 방식이다." J. Baudrillard, 이규현 역, 『기호의 정치경제학 비판(*Pour un ecrit au de l'économie politique du signe*)』, 문학과지성사, 1992, 196쪽.

참고문헌

김진석, 『니체에서 세르까지』, 솔, 1995.
아인슈타인, 최규남 역, 『상대성이론』, 동서문화사, 1989.
토마스 뷔르케, 백종유 역, 『E=mc^2』, 자음과모음, 2010.
장 보들리야르, 이규현 역, 『기호의 정치경제학 비판(Pour un ecrit au de l'économie politique du signe)』, 문학과지성사, 1992.
_____, 주은우 역, 『아메리카(Amerique)』, 산책자, 2009.

J. Baudrillard, *L'échange impossible*, Paris : Galilée, 1999.
_____, *Simulacre et Simulation*, Paris : Galilée, 1981.

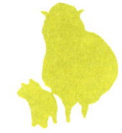

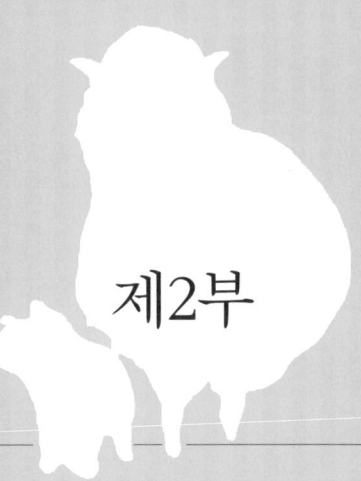

제2부

좌담
복제의 변주,
그리고
경계 너머

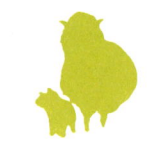

좌담__ 복제의 변주, 그리고 경계 너머

사회자 오늘은 '복제'라는 개념을 가지고 이야기를 해보겠습니다. 어떤 결론을 도출하기보다는 각 분야에서 '복제'라는 단어가 어떻게 다르게 사용되고 있는지 서로 비교해 보는 정도로 이야기를 진행해보도록 하겠습니다. 먼저 한 분씩 자기 분야에서 쓰이고 있는 복제에 대한 개념 이야기를 발제 삼아 해 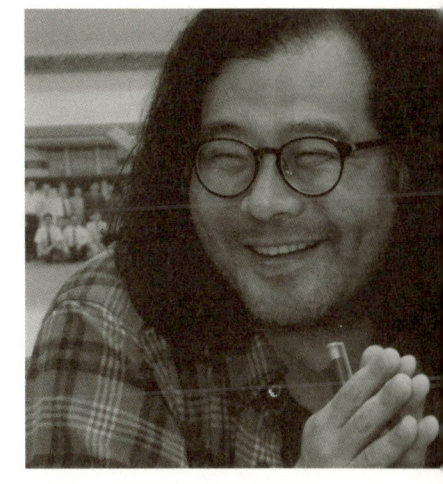 주시고 이어서 자유롭게 이야기를 이어가면 될 것 같습니다. 그러다 보면 자연스럽게 복제가 갖는 사회적인 쟁점으로 넘어가게 될 것 같아요. 마지막으로는 그래서 결국 어떻게 할 것인가 하는 이야기도 같이 해보면 좋을 것 같네요. 저는 사회를 맡은 이명현입니다. 천문학을 전공했고요. 글을 쓰지 않은 관계로 사회를 맡게 됐습니다. (웃음)

김상욱, 송영민, 김진택, 박상준, 김기흥 교수님 순으로 자기 분야에서의 복제의 개념에 대해 짧게 한 말씀씩 하시고 본격적으로 대담을 시작하도록 하겠습니다.

김상욱 저는 부산대학교 물리교육과에 있는 김상욱입니다. 동시에 아태과학문화위원이기도 합니다. 제가 마지막에 하는 게 좋을 것 같습니다. 왜냐하면 저는 복제가 없다고 이야기할 거라서요. (웃음) 다른 분들이 실컷 복제 이야기하고 난 다음에, "그렇지만 우주를 기술하는 물리법칙에 복제가 없다" 이런 이야기를 하고 싶었죠.

대담자들 힘이 빠지실 것 같은데. 그럴까봐 미리 말씀하시는 것 같은데.

김상욱 복제를 주제로 여러 분야의 글을 쓴다는 이야기를 듣고서 머릿속에 제일 처음 떠올랐던 것이 '복제 불가정리(no-cloning theorem)'입니다. 이것은 양자역학에서 나오는 이야기입니다. 따라서 고전역학에서는 복제를 어떻게 보는지도 생각하게 됐습니다. 저 같은 물리학자에게 복제라는 것은 A로부터 A와 같은 B를 만드는 과정이죠. 그렇다면 문제는 같다

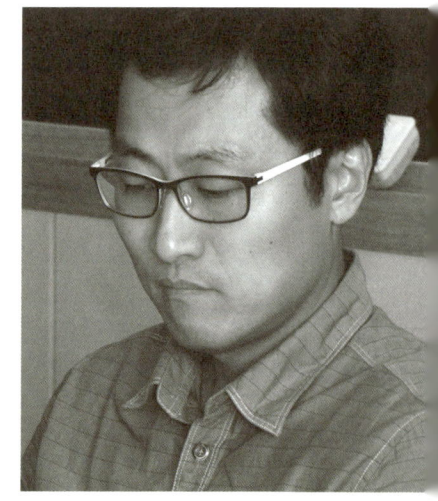

는 속성을 어떻게 정의하느냐가 되겠죠. 이것은 쉬운 문제가 아니에요. 어떤 물체나 대상의 특성을 정확히 규정하는 게 굉장히 어렵거든요. 고전역학 수준에서는 어느 정도 할 수 있지만 양자역학에서는 무언가 규정한다는 자체가 측정에 의존하기 때문에 말하기가 굉장히 힘들어요. 그래서 저는 한 가지 중요한 사실에서 출발하려고 합니다. "모든 것은 원자로 되어 있다." 원자 레벨에서 규정할 수밖에 없지 않을까 생각합니다. 하지만, 원자 레벨에서는 복제가 전혀 의미가 없다는 것이 문제죠. 모든 원자는 동일합니다. 아무튼 이것이 물리학자들의 출발점이기도 하고 오늘 제 모든 이야기의 출발점이기도 해요.

자, 여기 있는 A4 용지 두 장이 동일해 보이지 않나요? 하지만, 이것은 물리학자들이 말하는 동일성이 아닙니다. 물리학에서 '구분 불가능성(indistinguishability)'이라고 부르는 동일함은 정말 완벽하게 똑같은 겁니다. 원자 두 개를 두 장소에 늘어놓는 경우의 수를 따져보죠. 1번 원자를 오른쪽, 2번 원자를 왼쪽에 놓을 수 있고, 또는 반대로 1번을 왼쪽, 2번을 오른쪽에 놓을 수 있잖아요? 그러니까 두 가지 경우가 있습니다. 하지만, 구분 불가능한 원자는 단 하나의 경우의 수만 가능합니다. 어디에 놓든 완전히 똑같으니까요. 가장 근본적인 원자 레벨에서 우주는 이미 복제로 돼 있다고 생각할 수 있어요. 지구상의 원자와 화성의 원자도 똑같습니다. 더구나 원자는 없어지지도 않고 생겨나지도 않습니다. 영원불멸이죠. 따라서 우리가 보는 세상의 다양성은 똑같이 생긴 원자들이 단지 여러 가지

방식으로 결합을 하는 데서 나오는 겁니다. 결국 오늘 말씀하실 복제는 이렇게 만들어진 원자결합물이 거시적으로 봤을 때 단지 비슷하게 보이는 것을 말하는 겁니다.

사회자 그 이야기는 계속 이어서 마저 해주시면 될 것 같아요, 송영민 교수님 이야기해 주세요.

송영민 안녕하세요. 저는 부산대학교 전자공학과에 있는 송영민이라고 합니다. 사실 전자공학을 하는데 복제라는 것에 대해서 이렇게 이야기를 하게 된다는 것 자체가 상당히 조심스러운데요, 아마 제가 최근에 하고 있는 연구 분야가 생체모방 쪽이다 보니 참여를 시켜주신 것 같습니다.

제가 생체모방을 연구하고 있는데 이쪽 분야에 대해 잠깐 말씀 드리자면 생체모방학이 아시다시피 자연에 있는 어떤 구조물이나 특정 기능을 부분적으로 모방해서 그걸로 인류의 삶을 조금 더 편리하게 바꾸는 거죠. 이를테면, 연꽃잎에 물방울이 잘 흡수되지 않고 떨어지는걸 보고 '아, 연꽃잎의 이런 구조를 이용해서 방수기능을 가진 옷을 만들면 좋겠구나'라고 생각하고 그 기능을 복사해서 어떤 소재를 만드는 건데, 사실 이런 간단한 기능 모방 같은 건 따지고 보면 복제란 것과는 상당히 거리가 있습니다. 복제라고 하는 건 그 분자 DNA까지 포함해서 완전히 똑같이 만드는 걸 말하는데 제가 예로 말씀드린 연꽃잎의 구조 같은 저런 단순한 기능만 가져오는 건 복제와는 거리가 좀 있죠. 그러다가 최근에는 모방의 범위가 점점 넓어지고 있는데요, 곤충을 예로 들자면 얼마 전까지만 해도 곤충의 피부나 다리 등에 있는 특정 기능이나 구조만을 복사하다가 보니까 이 안에 이런 것까지도 같이 모방을 하면 좀 더 효율적인 시스템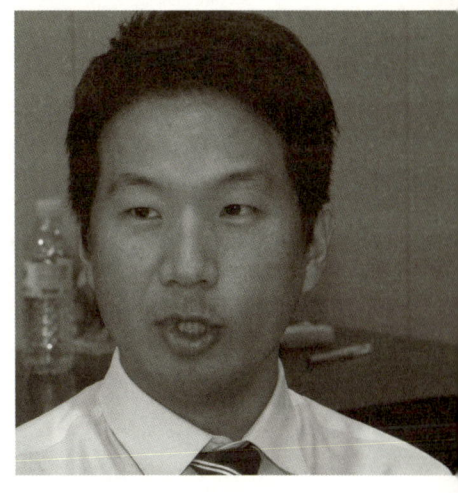
을 만들 수 있겠다 생각하게 되고, 그래서 조금 더 조금 더 하던 게 지금은 어떤 큰 기관 자체를 실제 존재하는 수준으로 모방하는 데까지 이르게 된 거죠. 이렇게 하다 보면 앞으로 발전하는 방향도 더 완벽하고 더 실제 자연에 존재하는 것과 유사하게 모방의 범위가 넓어질거라 예상되는데요, 그러다 보면 결국 어디까지가 모방이고 어디서부터 복제라고 봐야 하는가라는 의문이 생기게 되는 거죠. 이 문제에 대해선 다 같이 한번 생각해 봐도 좋지 않을까 생각해서 글을 좀 썼습니다.

사회자 김진택 교수님 말씀해 주세요.

김진택 저는 포항공대 창의IT융합공학과 김진택입니다. 전공은 철학과 매체 미학이구요. 철학의 사유 속성상 복제를 이야기할 땐 언제나 원본과의 관계는 어떤가 하고 묻게 됩니다. 원본과의 관계에서 얘가 가짜야? 가짜면 어떤 거야? 이런 걸 자꾸 형이상학적으로 묻게 되는데요, 그것을 과감히 가로지르려는 현대적인 개념으로서 복제를 이야기한다면 보드리야르의 시뮬라크르라는 개념을 짚는 것이 의미가 있다고 볼 수 있을 것 같아요. 이 부분이 제 전공과 관련이 있어서 참여를 하게 되었습니다. 즐겁게는 참여했는데 어느 정도 기여할 수 있을지 걱정이네요.

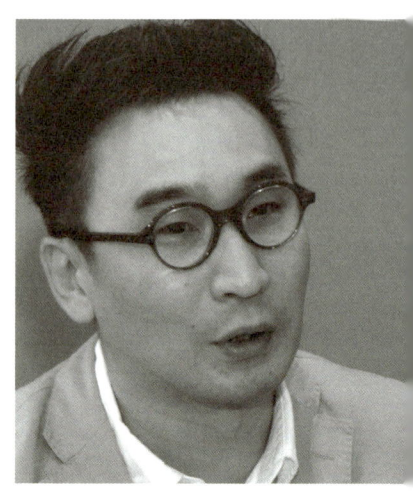

　우선 저는 시뮬라크르라는 말은 지금 우리가 새로운 용어나 개념처럼 쓰고 있지만 사실은 이미 인류 사상사의 첫 시기부터 사유되고 존재했던 개념이라고 말씀드리고 싶고요, 또한 지금 우리가 시뮬라크르라는 개념을 문제적으로 생각한다면 그것은 가짜와 진짜, 참과 거짓, 원본과 복제, 실체와 가상 등의 문제를 전통적 형이상학과는 다른 시각과 태도에서 이야기할 수 있기 때문이라고 생각이 듭니다. 따라서 저는 우리가 오늘 어떤 방식으로 위의 이분법적 주제들을 이야기를 할 수 있을까라는 부분에 주목하려고 합니다. 오늘 과학자 두 분이 오셨고 두 교수님들의 원고를 읽고 왔는데요. 이미 원고를 본 것만으로도 재미있어서 오늘 좌담이 많이 기대됩니다.

사회자 네, 박상준 교수님 이야기로 넘어가죠.

박상준 네, 안녕하십니까. 저는 포항공대 인문사회학부에 있는 박상준이고요. 선생님들께 번거로운 원고 부탁드린 장본인이고 그렇습니다.

먼저 계기를 말씀드립니다. 아이디어를 처음 떠올린 건 아주 사소한 대화에서였는데요. 우리 필자 중 한 분과 이런저런 이야기를 하다가 복제 이야기가 살짝 나왔어요. 근데 그 순간 번뜩 떠오른 게 아 이걸 가지고 다양한 분야에 있는 사람들이 같이 이야기를 하고 글을 쓰고 하면 정말 좋겠다 싶었어요. 최근에 3D 프린팅이 일반 대중들에게까지 널리 알려지면서 이목을 끌었고, 우리가 복제 하면 즉각 떠올릴 수 있는 게 사회적으로도 큰 이슈고 앞으로도 이슈가 되어야 하는 생명복제 문제잖아요. 이렇게 복제 자체가 실제로 문제로 되어 있고 여론에서도 주목해 왔는데 각 분야에서 좀 더 학문적으로 복제를 곰곰이 따져보면, 나중에 또 어떤 문제가 불거질 때 이른바 전문가들이 여론에 어떤 생산적인 기여를 할 수 있지 않을까, 하는 약간 큰 꿈까지 품고서 이번 책을 구상하고 이 자리에까지 오게 됐습니다.

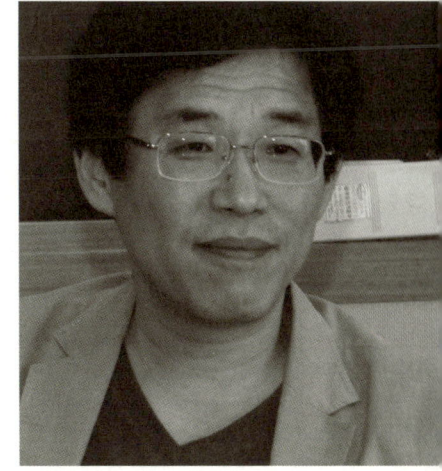

3D 프린팅과 생명복제를 이야기했

지만, 사실 복제 하면 또 한 가지 우리가 흔히 생각하는 게 예술에서의 복제인 것 같아요. 원본이냐 복제본이냐는 실제로 미술 전문가들 사이에서는 중요한 문제고, 미학자들도 원본에는 복제본에는 없는 무언가 즉 아우라(aura)가 있다고 생각하죠. 문학은 어떤가. 문학에서의 복제 이걸 생각해보면은 우리가 복제 관련해서 할 수 있는 이야기들의 폭을 좀 넓히는 측면이 생기겠다고 생각했어요.

    문학 작품은 사실 언어로 이루어져 있어서 작품 자체로 무언가를 물질적으로 형상적으로 복제하는 것은 당연히 아니죠. 그건 아니지만, 문학이 세상을 형상화하고 읽고 하는 것도 아까 시뮬라크르로 살짝 말씀하셨듯이 그것도 어떤 면에서는 복제다, 이렇게 말할 수 있지요. 우리가 살고 있는 세계가 어떠할까, 사회의 참모습이 뭔가, 이런 질문에 대한 답변 중의 한 쪽은 당연히 학문에서 나오겠지만, 다른 한 쪽 답변이 예술이고 그 중에서 문학 특히 장편소설이 그 역할을 많이 수행해 온 게 근대의 특징이에요. 이렇게 세계를 이해하고 형상화하는 것도 복제의 한 가지라고 할 수 있어요.

    다른 경우에서도 무언가를 복제하려면 이해를 하겠죠. 대상의 구조를 이해하고 해야 복제를 할 수 있을텐데, 복제 대상이 사회처럼 커졌을 때 또는 인간의 삶처럼 유형의 것이 아니라 무형의 것일 때 그때는 복제를 어떻게 하나. 이럴 때 행해지는 복제 중의 한 가지가 문학에서의 형상화, 달리 말하면 재현이라고 할 수 있지 않겠나 싶어요. 리얼리즘문학을 만드는 방법을 리프리젠테이션(representation), 재현이라고 하는데, 이런 재현으로서의 복제라는 것도 가능하지 않을까, 그렇게 생각하면 복제의 기능 중의 한 가지로 문학이 행하는 인식적 기능, 세계의 참모습을 알아가는 인식적 기능도 꼽을 수 있지 않을까 했어요. 이런 측면에서, 복제에 관련된 이야기 중에 문학의 재현도 포함시켜 충분히 논의해 볼 필요가 있지 않을까라는 생각으로 글을 준비했습니다.

사회자   네. 김기흥 교수님.

김기흥   안녕하세요. 저는 포스텍 인문사회학부에 있는 김기흥이라고 합니다. 저는 학교에서 과학사회학을 전공했습니다. 그래서 주로 과학과 사회가 어떤 관계를 갖는지 그리고 어떤 의미가 있는지에 대해서 연구하고 있습니다. 처음에 복제에 대한 글을 부탁받았을 때, 처음 떠오르던 것은 오래 전에 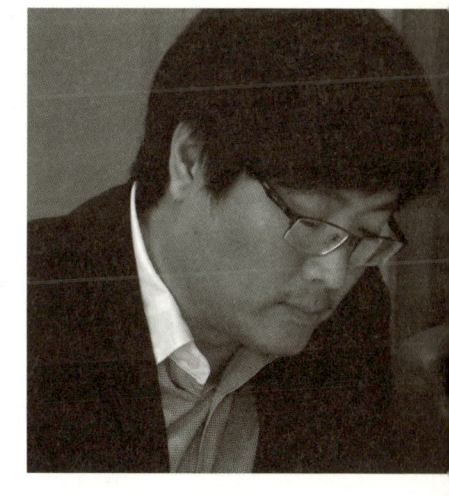 본 영화인 〈Boys from Brazil〉이었어요. 그 영화에서 나치 전범인 조지프 맹겔레가 아르헨티나로 탈출해서 그곳에서 히틀러의 혈액을 이용해 그의 유전자를 복제하는 실험을 합니다. 그 결과 90여 명의 아이들을 만들어서 전 세계로 보내 히틀러가 양육된 아주 유사한 환경을 만들기 위해서 아버지가 65세가 될 때 암살단을 보내 아버지들을 모두 죽인다는 그런 내용의 영화였어요. 이 영화는 1976년도에 만들어졌음에도 불구하고 우리가 알고 있는 복제기술이 매우 자세하게 그려지고 있어요. 제가 쓴 「복제와 사회적 변동」이라는 글에서 어떤 시점에는, 예를 들어 1970년대에 복제에 대한 생각은 굉장히 부정적이었고 심지어 나치의 그 범죄 행위와 연관시키는 상상력과 이어졌다는 거죠. 그런데 어느 시점, 즉, 1997년에 에든버러에서 복제양 돌리가 만들어졌을 때 많은 사람들은 열광하기 시작했고 줄기세포로 연결이 아주 자연스럽게 이어지면서 그 이전의 두려움이나 공포의 기술이라는 측면보다는 과학적 진보의 측면을 받아들이는 사회문화적인 조건의 변화가 일어났습니다. 왜 사람들은 각기 다른 상상력을 갖게 되었을까? 1970년대 사람들이 갖고 있었던 복제에 대한 상상력과 지금 우리의 상상력 사이의 차이점은 항상 사회적이고 문화적인 환경과 결합되어 이해되어야 한다고 생각합니다.

사회자 말씀들 하시면서 오늘 대담에서의 역할이 어느 정도 드러난 것 같아요. 사실 김기흥 교수님을 서두 발언 마지막에 배치한 것은 오늘 중간중간에 정리하는 역할을 많이 해주실 거라고 생각했기 때문입니다. 여러분들의 입에서 복제라는 말이 자주 등장했고 다시 진짜, 가짜, 원본, 그리고 복제본 이런 이야기가 나왔잖아요? 원자 단위에서의 복제 문제부터 사회적인 상상력까지 여러 층위에서 이야기가 나왔습니다. 이야기를 좀 더 풀어보기로 하지요. 아무래도 실제적인 예를 가지고 시작하는 것이 좋을 것 같은데. 어느 분이? 송영민 교수님이 실제 사례를 가지고 자유롭게 이야기를 풀어 가면 좋을 것 같습니다.

송영민 자유롭게라고 하니까 정말 자유롭게. (웃음) 정말 자유롭게 생각을 해보면 제가 생각해 볼 때는 복제라고 하면 아주 고전적으로 생명복제에 대한 이야기를 당연히 해야 될 것 같은데요. 생명복제라고 하면 DNA 단위까지 똑같은 게 복제라고 저는 생각하는데 이건 주관적인 제 기준이고요. 기준을 어디서부터로 할 거냐에 따라서 모방과 복제가 나눠지는 거죠. 저는 원자 레벨까지는 아니더라도 우리가 생각한 어떤 레벨부터도 복제라고 할 수 있지 않나 하는 생각을 하고 있습니다. 물론 기준레벨은 사람에 따라, 또는 상황에 따라 다양하겠죠.

김상욱 당연히 제가 반론을 제기해야겠죠. (웃음)

송영민 왜냐하면 물리학 수준에서.

김상욱 물론 원자수준까지 고려한다는 게 무슨 의미가 있을까 질문할 수 있습니다. 사실 생명에 대해서 이런 생각을 처음한 사람은 양자물리학자

슈뢰딩거였죠. 슈뢰딩거는 『생명이란 무엇인가』라는 책에서 생명을 이해하는 핵심이 유전이라고 말합니다. 고양이는 고양이를 낳고 사람은 사람을 낳습니다. 사람은 고양이를 낳지 못하죠. 그 이유는 부모의 정보가 자손으로 전달되기 때문입니다. 그렇다면 정보 전달을 매개하는 물질이 가져야 되는 속성이 무엇일까 생각한 거죠. 우선 그 물질이 세포핵 안에 있다는 것은 알고 있습니다. 아주 작다는 말입니다. DNA라는 것은 아직 몰랐고요. 일단 이것들이 고전역학적으로 작동한다고 가정합니다. 그렇다면 굉장히 작은 수의 원자들이 매개되는 건데, 우리가 알기로는 그렇게 숫자가 작아지면 통계역학적으로 브라운 운동 그러니까 그냥 무작위적인 운동을 하게 됩니다. 결국 오류 없이 정보를 전달할 수 없습니다. 따라서 슈뢰딩거의 결론은 원자 수준, 즉 양자역학적인 수준으로 정보가 전달되어야 한다는 거였죠. 실제 DNA를 보면, 그 구조 안의 수소원자 두세 개로 이루어진 원자결합 한 묶음이 염기쌍이라 불리는 정보의 단위를 구성하죠. 실제는 좀 복잡하지만, 핵심만 이야기하자면 이런 원자수준의 정보가 거시 생명체에 바로 영향을 준다고 볼 수 있다고 생각합니다. 사실 염기쌍에서 오류가 생기면 돌연변이가 생길 수도 있죠. 물론 웬만한 오류는 문제를 일으키지 않지만요. 어쨌든 이런 오류가 진화의 원동력이라고 생각해요. 좀 달리 보면 생명복제라는 것이 원자수준의 제어가 필요한 거니까 절대 완벽히 할 수 없다고 볼 수 있는 측면도 있고요. 그래서 저는 생물학자들이 자신 있게 복제를 이야기할 때 초치고 싶어지죠. (웃음) 〈쥬라기 공원)의 카오스 전문가처럼 말이죠. 물론 제가 지금 공격을 하고 있는 것은 아니고요.

송영민 중요하지 않다는 게 아니고 레벨을 어디서부터 어디까지, 또는 어떻게 잡는지가 중요한 거 같아요. 예를 들어 생명복제에서 원자레벨이나 그거보다 약간 얕은 수준, 이렇게 레벨을 잡을 수가 있는데 우리가 왜 그 기준을 잡는지에 대한 것과 그게 사회적으로 어떤 의미를 가지는지를 같이 연동해서 이야기를 해야 될 것 같아요.

사회자 김진택 교수님은 어떻게 보세요?

김진택 아무래도 형이상학적 차원에서 플라톤과 아리스토텔레스 이야기부터 해야 할 것 같습니다. 플라톤은 자기도 뭔지는 몰라도 '어쨌든 이데아는 있고 거기엔 우리가 이상적이라 여기는 모든 것은 다 들어가 있을 거야'라고 본 것이지요. '진정한 용기란 뭐니? 진정한 우정은 뭐니?'라고 묻는 건데요, 문제는 우리가 사는 이 현실세계는 순 엉터리 용기와 우정들이 넘쳐나는 곳이라는 겁니다. 즉 진짜 우정과 용기는 이데아에 있는데 지금 우리 현실속의 우정과 용기는 그것을 제대로 형상화하지 못하니까 그들은 어설픈 복제물이자 원본의 순도와 함량이 떨어진 후진 존재의 위상을 갖게 된다는 거죠. 플라톤이 원본 중심의 세계, 이데아 중심의 세계를 상정하였다며 매우 근원주의적 이상주의적 사상을 정립하려 했다면 아리스토텔레스의 사상은 여전히 같은 한계를 갖고 있지만 경험적 차원의 주목을 통해 그의 스승의 한계를 극복하려고 했다고 볼 수 있죠. 예를 들어, 아리스토텔레스는 '진정 좋은 선물이라는 게 이데아에 있는지 모르겠지만 내 친구 사진가가 나의 결혼식을 위해서 바쁘고 힘들어도 하루를 함께 보내며 사진을 찍어 줬다면, 이 사진도 분명히 좋은 선물이라는 많은 속성을 굉장히 많이 갖고 있기 때문에 플라톤이 말하는 그 복제품이라는 현실의 모든 사물과 존재에도 많은 진리의 속성이 있는 것이 아니겠느냐, 그래서 나는 이 현실 속에도 분명 이데아의 속성이 있다고 본다'라는 것이 됩니다. 지금 말씀하시는 것을 예로 든다면 이렇게 되겠죠. 고도의 공학적 연구를 통해 연꽃잎의 소수성을 모방해서, 생체모방기술이라고 하는 기술로, 그만큼 물에 대한 발수력이 강한 인공 표면을 만들었다고 해도 어차피 플라톤에게는 그건 복제품 정도에 멈춥니다. 그러나 아리스토텔레스에게는 그것만도 매우 대단한 인간의 노력이고, 연꽃의 소수성이라는 본래의 속성과 형상을 치열한 인간의 노력으로 따라 해서 그 속성과 형상을 획득한 것이기에 단순한 복제품이 아닌 '위대한 복제품'으로 충분한 의미를 획득할 수 있게 됩니다. 이러한 본원적인 철학적 사유의 충돌은 스피노자의 사상이나 라이프니츠의 사상을 통해 극복이 시도되고 니체, 하이데거, 데리다, 들뢰즈, 세르 등의 현대 철학자들의 사유에서도 마찬가지로 탐구되는 모습이라고 여겨집니다. 이러한 입장에서 본다면 지금 공학적 노력이 만든 인공 성과물을 두고 '이것은 정말 복제다, 혹은 아니다'라는 답을 철학이 줄 수 있는 것은 아니라는 것을 이해하실 겁니다. 철학은, 철학적 사유는 그러한 물음에 대해 치열하고도 꾸준한 고민의 여정을 보여 주었다는 것이죠. 어느 입장에서 볼 것인가의 문제라면 그렇게 볼 수 있겠습니다. 물론 이 입장 선택이 단순하지 않은 철학적 고민의 모습 그 자체를 보여주는 일이겠지만요. 게다가 지금 우리가 겪고 살아가는 현대사회의 사물과 존재를 바라볼 때 복제를 가운데 놓고 줄을 그어 우리의 입장을 쉽게 가를 수 있는 상황을 만나기가 점점 더 어려워지고 있다는 점도 사실이구요.

김상욱 질문이 하나 있는데요. 철학에서 플라톤이랑 아리스토텔레스가 이야기한 "원본을 복제했을 때 완벽하지 않다"고 할 때 그 이유가 무엇인가요? 적어도 그 복제본이 원본과 구분 가능하다는 전제를 하고 있잖아요? 왜 그런 전제를 하셨죠?

김진택 이렇게 제가 먼저 질문을 하고 이야기를 해도 될 것 같은데요. 선생님한테 제일 좋은 침대는 뭐에요?

송영민 침대를 안 써가지고······. (일동 웃음)

김진택 선생님한테 좋은 침대는 어떤 속성이 있어야 하나요?

사회자 침대는 푸근한 거.

김진택 푸근해야 되고. 선생님은요?

박상준 허리가 안 아파야죠.

김진택 네, 그런데 이런 식으로 하면 지구 끝날 때까지도 가장 좋은 침대 이야기를 계속 해야 할 거고, 즉, 우리는 가장 좋은 침대라는, 완벽한 침대라는 형상에는 도달할 수 없을 거예요. 근데 그것을 철학적으로 플라톤이 이데아라고 잡아놓은 거죠. 이렇게 사유의 모델을 잡고 즉, 개념을 잡고 철학을 전개한 사람이라는 업적이 플라톤에게 있다라고 된 거죠. 따라서 플라톤에게는 현실세계에 있는 침대는 아무리 잘 만들어도 이데아적 좋은 침대보다는 언제나 결격적인 존재로 남게 되는 거죠. 현실의 사랑도, 우정도, 용기도 마찬가지인거죠.

김상욱 원본이 없다고 할 수도 있지 않나요? 사실 원본이란 건 개념으로만…….

박상준   제가 보충설명을 겸해서 질문에 답을 드릴 수도 있을 것 같은데요. 제 글이 주목하는 게 특수성 차원인데, 예술에서 이게 처음 문제되는 게 플라톤과 아리스토텔레스의 차이에서요.

플라톤은 이데아를 말하면서 그것을 추구하는 게 철학자의 임무라고 주장하고, 예술가는 이데아를 추구하는 대신에 현상을 보고 현상을 불완전하게 모방하는 쓸데없는 일을 하기 때문에 필요 없다고 했어요. 이게 악명 높은 '시인 추방론'인데, 현상은 기본적으로 개별적이고 우연적이고 일회적이어서 그것을 그냥 모방하면 무엇이 참된 건지 알 수가 없으니까 그런 일을 해서는 안 된다는 거예요. 그 대신에 이런 개별적인 것들을 넘어서 어떤 본질적인 것, 에센스라고 하든 뭐라고 하든 말하자면 변치 않는 것, 즉 실체라고 할 텐데, 이런 실체를 찾아 나아가야 한다고 주장한 거죠. 이런 실체 혹은 본질, 진실, 진리값을 갖고 있는 그게 현실 너머에 있고 이데아 차원에 있다고 플라톤이 상상하고 주장한 거죠.

이럴 때 아리스토텔레스가 플라톤과 다르게 주장한 게 뭐였냐면 이 개별적인 것들 속에 본질이 내재해 있을 수 있다는 거예요. 이 본질적인 것을 보편성(universality)이라고 하면은 개별성 속에 보편성이 내재돼 있을 수 있다, 이렇게 주장한 거죠. 개별자가 개별자로 존재하는 게 아니라 보편성을 내재한 개별성으로 존재할 때 이걸 특수자라고 하거든요. 예술이란 게 바로 뭐냐, 이 특수성 상태를 모방(mimesis)하는 거라고 주장한 거지요. 그러니 플라톤 식으로 생각하면 쓸데없는 일이었던 예술이 의미 있는 일로 바뀌게 돼요. 이 현상 자체 속에, 어떤 개별적이고 우연적인 사건 속에도 보편성이 내재할 수 있고, 예술가가 모방하는 건 바로 이 특수성 차원을 모방하는 거기 때문에 가치가 있는 거에요.

이러한 생각이 현대미학으로 오면서 리얼리즘이 되고 어쩌고 해가지고 용어가 달라지고 개념이 달라져도, 사실상 '예술이 인간사회의 어떤 본질이라든가 참된 것을 구현해'라고 말할 땐 사실상 요게 문제거든요. 그걸 전형성이라고 말하든 반영이라고 말하든 모방이라고 말하든 간에 개념은 조금씩 달라져도 거의 대부분 이거에요. 알레고리라고 말을 하든 뭐든 간에. 그래서 이렇게 현상 속에서 본질을 찾아낼 수 있다, 이런 의미에서 참된 것을 현상에서 파악해서 형상화하고 하는 것, 이것도 넓은 의미의 진리에 대한 인식 기능, 어떤 대상에 대한 인지기능으로서 복제가 갖고 있는 한 가지 속성이 아닌가, 이렇게 생각이 들어요.

송영민 제가 궁금한 게 그런 철학자들이 이야기하는 본질이라는 건데요, 어떤 게 본질이라고 하는 건가요? 지금 그게 참 감이 안 잡히네요.

박상준 철학자마다 다 다른데요. 예를 들어서 현상학자 후설(Husserl) 같은 경우는 실체(substance)를 정의할 때 뭐라고 하냐면, 존재하기 위해서 다른 존재에 의존하지 않고 또 한편으로 존재하기 위해서 경험에 후행하지 않는 것, 이게 실체라고 말을 해요. 무슨 말씀이냐 하면 예컨대 여기 이

테이블이 테이블로 존재하기 위해서는 나무라는 재료가 먼저 있어야 되잖아요. 그러니까 얘는 실체가 아닌 거예요. 나무를 전제하고 그 뒤에 나온 거니까. 그 다음에 우리가 뭔가를 경험적으로 알게 되면 경험에 따른 그런 지식은 경험을 하고 나서야 존재하게 되는 거니까 이것도 실체가 아니에요. 이렇게 생각하면 도대체 실체가 뭐가 있지 싶긴 하실 텐데, 자연이 실체에요 자연. 스피노자(Spinoza)의 경우는 신과 자연세계가 실체에요. 뭐 이런 식으로 사람마다 다르지요. 예컨대 루카치(Lukács) 같은 경우에는 계급관계 이게 본질이라고 말을 해요. 그러니까 하나만 딱 골라서 '본질은 뭐다'라고는 말할 수 없어요. 다만 한 가지, 이런저런 인문사회과학자들이 본질이니 뭐 실체니 실재니 이런 이야기를 할 때 어쨌든 겨냥하는 것은 사회나 우주 또는 사물의 원 상태, 변치 않는 상태, 또는 현상적으로 있는 여러 가지 개별적인 사상(事象, die Sache)들 모두에 내재하고 있는 어떤 것이라고 생각하면 되죠. 이러한 입장에서 실체는 정말 변치 않는 거고 시간적으로 공간적으로 지역적으로 인식 주체에 따라서 변하지 않고 그 자체로 있는 무언가죠. 이렇게 보면 원자가 실체라고 할 수도 있어요.

김진택 설명을 아무리 잘 해주셨어도 아마 두 분에겐 확실한 답을 드린 것처럼 느껴지지 않으실 거에요. 손에 잡히는 뭔가 답을 갖고 싶으신 것 아닌가요? (웃음)

김상욱 실재라는 말이 나왔군요. 벌써 양자역학으로 가고 싶진 않은데…….

사회자 양자역학적 인식론과 정보과학적인 인식론으로 이야기를 좀 옮겨가야 될 것 같은데요.

김상욱 글쎄, 벌써 가야 될까요? 아마도 물리학자들이 20세기 들어서 가장 혼란스러워하는 단어 중 하나가 실재(reality)죠. 지금 이 개념은 거의 폐기한 상태거든요. 그러니까 대상이 측정과 상관없는 원초적인 무엇인가를 가지고 있다는 것은 이제 다들 의심하는 상황인데요. 이데아 관련해서 우선 고전역학부터 생각해보죠. 원주율 파이(π)라는 숫자가 있잖아요. 이 숫자 자체는 이데아에 가까운 것 같아요. 그런데 이 숫자를 실제 구현하려면 공학적이든 물리학적이든 어떤 길이로 나타내야 되는데요. 원점을 잡고 1의 길이를 정의하고 파이 길이만큼 선을 그으면 그 모습이 드러납니다. 문제는 선을 실제 그으면 우리가 갖고 있는 측정 장비의 정확도 이내에서만 선을 그을 수가 있다는 겁니다. 이것을 복제할 때도 역시 정확도 이내에서만 가능하겠죠. 따라서 엄밀히 말하면 그 길이는 복제된다고 볼 수가 없는 거죠. 하지만 이데아 또는 개념의 수준에서 생각하면, 내가 파이라는 문자를 이렇게 그냥 쓰고서 넘겨주면 복제된 거죠. 그러니까 개념의 레벨에서는 복제가 가능하다고 생각해요. 다른 말로 하면 정보 레벨에서는 복제가 되는데 그것을 어떤 식으로든지 물질로 구현하면 그 다음은 복제의 대상이 되기에 결함이 많아진다는 이야기죠. 여기서 또 고려해야 할 문제는 이런 결함을 무시할 수 있는가입니다. 고전역학적으로는 결함이 있을 때 대개 무시하면 안 된다고 알려져 있는데, 카오스이론 때문입니다. 생명에서도 역시 무시할 수 없을 것 같고요. 이제 양자역학이 되면, 파이라는 그런 숫자가 정말로 있는지 측정하기 전에는 모르는 상황이 됩니다. 측정할 때마다 결과가 다르게 나올 수 있어서죠. 그래서 양자역학이 되면 복제는커녕 원본이 실제 존재하는지를 걱정해야 되는 상황이 되죠. 암튼 저희는 지금 실재가 없다고 믿는 사람이 더 많아요. 심지어 저는 지금도 실재가 뭔지, 이 단어가 정의가 되는 건지조차 잘 모르겠어요.

김진택 그렇죠. 만약 그런 식으로 따져서 조금 논리에 속도를 붙여 생각해본다면 교수님이 그런 상황을 복제라는 차원으로 인정한다 하더라도 그렇게 스트레스를 받지 않으실 거란 거죠. 어차피 다 복제된 상황이라는 것일 테니까…….

김상욱 그렇죠. (웃음) 어차피 다 복제된 상황에서 그럴 수도 있단 이야기죠. 그런 의미에서 안 되기 때문에 어차피 불완전한 거 가지고서 이제 할 수밖에 없다는 걸 깔고 시작해야 한다는 거죠.

김진택　네. 그런 이야기를 현실적인 차원에서 붙잡고 늘어졌던 게 아까 언급한 현대철학자들의 사유의 풍경이 아닐까 싶어요. 시뮬라크르 개념도 그런 것일 거고요. '지금 말씀하시는 부분이 바로 시뮬라크르 개념입니다'라고 말씀드리는 자리는 아니지만 지금 저희가 이렇게 대화를 하다가 철학적인 주제를 건들며 웃었다는 것으로도 저는 재밌고 좋네요.

김기흥　어차피 과학적인 부분에 대한 논의와 철학적인 부분에 대해서는 다른 선생님들이 논의해주시기 때문에 저는 조금 다른 전통에서 접근해보겠습니다. 그러니까 김진택 선생님이나 박상준 선생님이 플라톤이나 아리스토텔레스 말씀을 하셨지만, 그와 비슷한 시기에 살았던 소피스트 철학자인 엠피리쿠스 섹스투스(Empiricus Sextus)에 대해서 이야기하겠습니다. 제가 이 철학자에 대해서 논의하는 이유는 아까 말씀하신 물리학에서의 실체, 실재란 무엇인가에 대해서 논의할 때 제기되는 문제, 즉 측정과 기준 그리고 정확도의 문제를 이야기하기 위해서입니다. 처음에 무엇인가 새로운 것을 발견하게 되었을 때 그것이 무엇인지 측정하고 판단할 수 있는 기준이 필요하고 그것을 위한 측정 장비가 필요하다는 것이지요. 하지만 이 측정 장비의 정확성을 판단하기 위해서 또한 다른 측정 장비가 필요하고, 이렇게 무한하게 반복됩니다. 이것이 바로 엠피리쿠스 섹스투스가 제시한 무한회귀의 문제인데 결국 무엇인가 사실이라는 것의 핵심이나 본질은 항상 타협과 합의의 결과라고 볼 수 있지요. 현대 과학철학에서 과학적 사실에 대한 기준 설정과 측정 과정에서 과학자들은 분명히 타협을 하게 됩니다. 즉, 사실은 타협의 산물이라는 거죠. 복제 문제에 있어서도 원본과 복제를 구분하는 기준은 협상의 결과라는 것이지요. 사회학자들이 관심을 갖는 것은 바로 이 지점입니다. 어떻게 사실을 만들어가는 과정에서 협상이 일어나는가에 대한 것이지요. 물리학적인 전통에서도 아마 이 문제는 중요한 문제일 것입니다. 사물이나 현상이라는 것은 기본적인 전제가 없으면 인식 자체도 불가능할 수 있다는 것이지요. 그래서 사회적 요소가 개입이 되는 것입니다. 자연은 항상 우리에게 무엇인가 알려주는 존재이고 그것의 반영으로서 우리는 세계를 인식하게 된다고 믿습니다. 하지만 문제는 자연은 그저 있는 그대로 말없는 존재(Unverbalized nature)라는 것이지요. 우리가 느끼고 말로 표현하는 순간부터 사회문화적인 배경이 개입됩니다. 즉, 어느 순간 우리는 무한히 복잡하고 표현하기 힘든 자연에 대해서 언어로 표현화하고 언어의 감옥에 갇히게 됩니다. 언어의 감옥이란 결국 우리가 공유하는 사회의 감옥이고 그것은 바로 한정된 패러다임 안에 있다는 것을 의미합니다. 말하지 않는 자연과 말로 표현된 자연 사이에는 분명히 간극이 존재합니다. 그 간극을 메울 수 있는 것이 무엇일까요? 그 간극을 과학자들은 찾는 것이고 사회학자들도 그것을 찾고 있습니다.

김상욱 네, 아주 중요한 지적이신데요. 그러니까 어떤 개념도 언어를 통해서만 구현된다, 개념은 언어의 감옥에 갇혀있다는 말씀이시죠. 전적으로 동의합니다. 그래서 과학자들은 수학을 언어로 사용합니다. 사실 기괴하기 짝이 없는 양자역학도 수학적 레벨에서는 문제가 전혀 없습니다. 양자역학의 수학적 결과를 일상의 언어로 가져오는 순간 문제가 생깁니다. 원자가 어디 있느냐 그것이 입자냐 파동이냐 이런 질문들이 그 예죠. 여담인데, 과학의 가장 큰 미스터리 중의 하나가 '자연이 왜 수학으로 잘 설명되느냐'일 겁니다. 물론 말씀하신 대로 수학과 자연 사이조차 간극이 있을 수 있어요. 그것이 정확히 무엇인지 완전히 알고 있지는 못하지만요. 반면에 수학과 언어의 관계에 대해서는 제법 많이 알려져 있고, 현대물리학에서 발생하는 많은 문제의 근원이지요. 사회학적인 논의가 수학으로 환원될 수 있는지도 궁금합니다.

김기흥 보통 이것은 전통적인 과학철학자들의 방식인데 수학자들의 문제해결방식은 다른 과학자들과 다르다는 것이지요. 연역법과 귀납법의 차이와 같은 방식으로 접근하기는 하지만 수학적인 논리 또는 공리를 추론할 때에도 이미 사회문화적인 배경을 공유하고 있다는 것이지요. 예를 들어서 문제가 되는 것은 0이지요. 0이라는 것은 아무 것도 없는 상태를 의미하지요. 물론 현대 사회에서 0은 당연시되고 소통이 가능한 숫자라고 할 수 있지만 아마 300년 전 즈음에는 이 0이라는 숫자가 굉장히 문제적 기호였을 겁니다. 왜냐하면 하느님이 맨 처음에 세상을 지었을 때 세상을 가득 채웠다고 분명히 성서에 나와 있는데 어떻게 감히 아무것도 없는 상태가 있을 수가 있는가라는 문제가 제기되는 것이지요. 그래서 어떤 것이든지 이러한 0의 상태를 거부할 수 있는 개념이 필요했던 것이지요. 예를 들면 에테르 같은 것이 한 예가 될 수 있습니다. 1650년대 로버트 보일이 진공을 증명하는 실험을 했을 때에도 사람들의 반응은 이것이 시대 섭리와 완전히 벗어난다는 것이었습니다. 절대로 공간이라는 것은 비워질 수 없다는 것이지요. 이것을 어떻게 0이라는 숫자로 표현할 수 있겠는가 했을 때는 아마 엄청난 논쟁이 있었을 겁니다.

이 문제를 해결하기 위해서 과학자들은 진공상태를 증명하기 위한 대중적인 실험을 진행하게 됩니다. 진공 상태에서 촛불도 꺼지고 토끼는 죽는다는 것을 보여주면서 간접적으로 이 진공이나 0의 상태를 증명했다고 선언하는 것이지요. 이 과정에서 사람들은 진공을 직접 체험하거나 증명하지도 않고 받아들이는 마술적인 결과로 이어지게 되는 것이지요. 즉, 과학의 힘은 바로 실험의 힘이지요. 실험의 힘은 보여주는 것의 힘이고, 그것은 사람들이 이해할 수 있는 공유되고 있는 준거의 틀 안에서만 가능하게 되는 것이지요. 결국 진공이나 영의 상태를 증명하는 것은 사회적 과정이라는 말이 됩니다.

김상욱 0을 추론할 수 있지 않나요? 더하기, 빼기라는 연산이 도입되면 자연수만 있어도 1에서 1을 빼서 0이 얻어지죠. 무리수도 비슷한 방식으로 발견됐습니다.

김기흥   그런데 여기서 문제가 되는 것은 이 추론을 받아들일 수 있는가 라는 것이지요. 이것은 굉장히 근대적인 방식의 추론이라는 거죠. 1에서 1 빼면 0이 된다는 걸 사람들은 알고 있는데 만약에 16세기의 사람들한테 우리의 추론방식을 그대로 이야기하면 아마 '당신은 화형시켜야 돼' 같은 반응이 즉각적으로 나올 수가 있다는 거죠.

김상욱   지금 그것도 수학과 일상 언어의 간극을 메우는 문제라는 생각이 드네요. 여기에 간극이 있는 건 알겠는데, 수학과 자연과의 간극에 대해서는 모르겠어요. 모든 수학이 자연을 기술하지는 않지만, 모든 자연법칙은 수학으로 표현되거든요. 혹시 수학조차도 사회적 합의의 산물일까요?

사회자   예. 그 부분은 지금 정리하고 넘어가야 할 것 같아요. 잘 말씀하신 것 같은데요. 처음에 이야기한 대로 복제에 대해서 개념을 좀 느슨하게 정리해 보자고 했고 어느 정도 합의가 된 것 같아요. 이야기를 듣다 보니 실체가 있는 상태에서의 복제뿐 아니라 실체 없는 상태에서의 복제란 무엇인가 하는 개념까지 우리가 다룰 수 있는 시대가 온 것 같네요. 이제 본격적으로 사회문화적 쟁점으로 넘어가지요. 어떻게 할 것인지에 대한 문제인데요. 실제 복제가 어떻게 이루어지고 있는지 또 그에 대한 윤리적, 기술적 문제는 어떻게 조율할 수 있고 컨트롤할 수 있는지에 대한 이야기를 펼쳐나가면 좋을 것 같아요. 실제 예를 들어서 이야기를 시작하셔야 되는데 문학에서의 복제 이야기부터 좀 해볼까요? 실제로 어떻게 벌어지고 있고 어떤 쟁점이 있는지.

박상준 죄송합니다만, 저는 문학 이전에 앞의 이야기를 이어 말하고 싶은 게 있어요. 이야기들을 쭉 들으며 들었던 생각입니다. 복제에 대한 지금까지의 이야기에 암암리에 깔려있는 한 가지가 있다는 생각이 들어요. 그게 뭐냐 하면, 어쨌든 복제는 원본에 대한 복제이기 때문에 원본만은 못한 것일 수 있어, 이런 생각이 있는 것 같아요.

근데 실례를 들어 생각하자면, 우리가 매일 접하는 것들 중에 이렇게 원본과 복제라는 이원적 관계를 떠난 복제물들이 있지 않냐는 거에요. 그걸 환기시키고 싶었어요. 우리들이 갖고 있는 많은 것들, 이런 펜도 이 펜의 원본이 있는 건 아니지 않습니까. 모델명이 있으면 공장에서 수만 개 수십만 개 계속 찍어내겠죠. 그러면 얘는 그냥 모두가 복제물이지, 어떤 원본이 있어서 그것의 복제물을 우리가 쓰고 하는 건 아닌 거죠. 텔레비전도 마찬가지고 이 스마트폰도 마찬가지죠. 소설책이 있고 한 권의 시집이 있으면 여기도 원본은 없어요. 어떤 작가가 작품을 써서 이게 출판돼서 시장에 나오면 원본이 따로 있는 게 아니죠. 수고본은 있을 수 있죠. 손으로 직접 쓴 원고지, 수고본은 있겠지만, 그러면 그게 원본이고 책은 복제본이냐? 그렇게 말은 안 하거든요. 책들이 그냥 책인 거죠. 작품인 거죠. 그렇게 생각하면, 이 사회 자체가 사실상 그런 의미의 복제물로 가득 차 있는 거죠, 사회 자체가. 그래서 우리가 복제를 사고할 때 꼭 원본과 복제본, 어떤 실재, 참된 것과 그것에 조금 미치지 못하는 산물 이렇게만 생각할 것은 아니다, 실제 복제를 우리가 좀 더 가깝게 느끼는 것은 사실상 원본 복제본의 이원관계를 벗어나 있는, 그냥 복제본들만 존재하는 이런 층위가 아닐까, 이런 층위일 수도 있다 그런 생각이 좀 들었어요.

김상욱 '복제는 나쁘다'는 것이 자본주의적 개념인가요? 복제해서 많아지면 싸지니까요. (웃음)

김진택 그렇기도 하지만, 이미 전통적 형이상학의 차원에서는 항상 그랬고요, 굉장히 교조화된 것은 기독교적인 신학이겠죠. 왜냐면 하느님이 창조한 세계, 에덴의 동산이 완벽한 거였는데 인간들이 거기서 욕심 갖고 이렇게 저렇게 잘못하면서, 다시 말해, 원본의 순수함에 불순물이 들어가게 만들었기에 인간들이 천국에서 쫓겨나 천국에서 땅으로 '떨어지게' 되니까……. 열등해져 격이 떨어지고, 순도가 떨어지고……이렇게 되면서 복제라는 개념은 부정적으로 인식되었죠.

김상욱 그럼 종교적인 것에서 온 건가요?

김진택 인식적인 차원에서 고착화되는 데 큰 역할을 했다고 말씀드릴 수 있죠.

김상욱 그러니까 '무언가 나쁘다'는 개념은 원래 종교에서 온 거다?

김진택 종교는 물론, 의미론적으로 존재 복제의 문제는 일단 자꾸만 형이하학적으로 놓으려는 경향이 많았던 거죠.

김상욱 다른 것도 그렇죠.

김진택 아까 말했던 이데아나 우리가 이야기했던 실재, 무언가 정확히 잡을 수 없는 이야기가 항상 그 무언가를 넘어가 있다는 것에 대한, 이상적이면서도 무의식적인 차원에서의 그 무언가가 있는 거에요.

김상욱 그건 서양철학이잖아요. 동양철학에서도 그런가요?

김진택 예. 마찬가지죠. 왜냐하면 동양철학에서도 사유의 시스템 속에는 뭔가를 항상 상정해 놓고 그 다음의 것을 하려는 어떤 태도가 항상 존재했었다라는 거에요. 선을 상정하고 이 악을 다음에 놓고, 원본이 있고 복제가 있고, 실체가 있고 가상이 있고…… 오래된 이분법적 태도가 즉, 그 무언가를 상정하고 그 다음에 무언가를 짝으로 놓는 그러한 사유의 메커니즘이 있었던 것이죠. 정말 선이 무엇이고 어떻게 존재하는지, 실체가 무엇이고 어떻게 존재하는지가 아니라 있다고 상정하는 형식 말이에요. 아까 우리가 '모두 다 복제?'라고 하며 웃었던 부분이 이러한 사유의 오랜 태도를 해체하는 태도일 수도 있는 겁니다. 조금 앞서 입장을 말씀드린다면, 솔직히 저는 실존적으로 우리는 지금 총체적인 복제 시대에 있다고 생각해요. 다만 보드리야르의 냉소적인 시뮬라크르의 태도를 갖고 싶지는 않고요. 이 상황에서도 우리 인간에게 주어진 큰 가능성과 의미를 찾아보자……. 이런 태도들을 저는 견지하려고 합니다.

사회자　그래서 문학에서 그런 관점에서의 쟁점들이 있을 거 아니에요? 진행을 해 주시죠.

박상준　알겠습니다, 문학에서의 쟁점요. 문학에서 복제가 문제되는 경우는, 문학작품이 뭔가 반영을 한다 하는 경우, 사회와 역사의 참모습, 무엇이 사회를 발전시키고 무엇이 역사를 추동하는가 이런 것을 탐구하고 작품 속에다 담겠다 하는 이런 문인들의 경우죠. 그걸 범박하게 말하면 리얼리즘문학을 하는 사람들이에요. 예컨대 조정래 선생의 『태백산맥』이 있어요. 이런 경우 그걸 쓴 조정래 작가도 그렇고 읽는 많은 사람들도 『태백산맥』을 읽으면서 뭘 생각하냐면, '아 이것이야말로 한국전쟁 전후의 한국 현대사의 참모습이야' 이런 생각을 하죠. 그런 의미에서 이걸 리얼리즘문학에서는 반영이라고 하고 또 보다 일반적으로 말하면 재현, 역사의 재현이 되죠. 그렇지만 일각에서는 당연히 또 비판을 하죠. 이데올로기가 달라서 비판하는 사람들도 있고요. 벌교에 있는 '조정래 태백산맥 문학관'에 가면 조정래 선생이 당시 역사학자들 혹은 재야 사학자들과 이런 문제로 논쟁한 기록도 있어요. 물론 이젠 다 알아요. 역사학 자체에서도, 역사란 구성되는 것이지 역사의 참모습을 역사가가 담는 거라고는 누구도 자신할 수 없고 실제 그게 아닐 수도 있다고 생각하죠. 그러니까 조정래 선생의 작품도 한국현대사에 대해 조정래라는 작가가 파악해 낸 하나의 상(像), 이미저리죠.

그러니까 이제 우리가 생산적인 논의를 한다면 사실 그런 거예요. 반영이 가능한가 어떤가 하는 문제가 아니라, 문학이 현실을 재현하고 반영하는 메커니즘이 있는데 그게 얼만큼 참되냐, 좀 더 참되게 하려면 어떻게 해야 되는가, 이런 게 중요하겠죠.

송영민 그걸 이제 복제랑 유사하게 생각하면 지금까진 어느 정도까지 결론이 도달한 건가요? 그러니까 어떻게 해야 더 잘 재현해낼 수 있냐가 논의가 된다 그랬잖아요.

박상준 여러 가지 논의된 게 있어요. 그 중에 문학사회학이란 게 있는데요. 여기서는 이래요. 사회가 움직이는, 사람들이 살아가는 어떤 원리나 작동 메커니즘을 나름대로 파악하고 해석해서 그것을 자기 작품 속에 있는 등장인물이 자신들의 삶과 행동으로 구현하게끔 해주는 거란 말이죠. 그러니까 실제 있는 모습을 외관상이라고 할지 아니면 아까 선생님들께서 말씀하신 복제에서의 어떤 기능이라든가 그런 식으로 복제하는 건 아니고, 약간 정보 차원에 가까운 거예요, 개념 차원처럼. 사회적 삶이라는 게 어떤 거다, 이런 개념 차원에서 원리를 발견해서 이게 삶의 참모습이다 하면서 재현해 낸 걸, 복제 맥락에서 생각해 볼 수 있을 것 같아요. 삶의 참모습에 대한 문학예술 작품의 재현으로서의 복제, 이 정도로요.

김상욱 역사학조차도 관점에 따라 똑같지 않잖아요. 하물며 문학작품에서 그냥 배경만 복제하면 충분하지 않을까 싶네요. (웃음) 그 내용까지 다 복제를 고민한다는 게…….

박상준 그렇지는 않지요. 한 가지 더 말씀 드리자면, 문학 이론가들 중에 방금 말씀드렸듯이 문학사회학이나 리얼리즘, 재현미학 쪽에 속하는 사람들이 있거든요. 이런 사람들은 현대의 장편소설을 대단히 높게 평가해요. 왜 그러냐 하면, 본질을 추구하는 인간의 정신활동이라는 게 크게 두 가닥이 있다고 생각하는 건데, 그 중의 한 가닥은 당연히 사이언스에요, 학문이죠. 그런데 사이언스 못지않게 본질을 추구하고 드러내주는 인간 정신활동이 문학예술이고 그 중에서 그걸 제일 잘 해 주는 장르가 장편소설이라고 보는 거예요. 이거는 예컨대 마르크스부터가 그런 생각을 많이 했어요. 발자크보다 더 19세기 전반기의 프랑스 사회를 잘 알려준 경우를 찾을 수 없다는 식의 언급을 한다는 말이에요. 발자크 소설이야말로 어떤 사회과학자들 정치경제학자들의 진단 분석보다 더 그 당시 사회의 참모습을 잘 보여준다는 거예요. 이런 식으로, 세계의 본질이나 참모습이란 게 있다고 하자면 그것에 대한 복제로서 소설 또는 문학작품의 기능을 사람들이 계속 인정을 하고 주장을 하고 해왔다는 거죠. 그런 문학작품을 쓰는 작가들이 계속 있어 왔고요. 그들이 사회를 복제하려고 노력하는 겁니다.

김상욱 한 시대에 출판된 소설을 다 모아서 평균을 내면 그 시대가 가장 가깝게 재현되지 않을까요?

박상준 아니라고 나는 봐요. 평균은 전형이 아니에요.

대담자들 정말 물리스러운……. (일동 웃음)

김상욱 파이 같은 경우 실험데이터를 다 모은 다음에 분포를 내면 가장 가까운 값에 근접해가는 것을 생각하거든요.

사회자 그렇게 하는 시도들이 있지요.

김진택 설령 그렇게 데이터를 뽑고 뽑아서 한다 하더라도 그거는 어떠한 사물과 존재에 대한 평균값으로서 환원되는 것이 아니고 그것 자체가 새로운 생성물이에요. 그렇게 보시는 게 낫지 않을까 싶네요.

사회자 한 가지 질문을 드리고 넘어갈게요. 복제 이야기를 하셨는데 표절이라는 게 있잖아요. 그 경계라는 게 어느 때는 애매하잖아요? 그 문제에 대해 조금 말씀을 해 주시고.

박상준 예. 제가 글에다 처음에 쓴 것은, 문학에서의 복제라고 말할 때 우리가 생각해볼 수 있는 경우가 뭐가 있는가 하는 거였어요. 그 중 하나는 표절, 베끼는 거죠. 우리가 흔히 복제를, '어떤 대상이 있을 때 그것과 똑같은 걸 만들어 내는 거야'라고 생각을 하면 그런 정의에 가까운 건 사실상 표절이거든요. 어떤 작품을 보고 작품의 가장 핵심적인 사항 같은 것들을 따오는 것, 이건 잘못이죠. 저작권에 걸리는 거고.

여기 재밌는 이야기가 있는데 예전에 이인화라는 작가가 『영원한 제국』이라는 소설을 썼단 말이에요. 베스트셀러가 됐고, 영화로도 만들어졌어요. 근데 일각에서 비평가들이 '어 이거 표절 같아'라고 지적을 하는 거예요. 그때 표절 대상작으로 주목한 게 뭐냐면 움베르토 에코의 『장미의 이름』이에요. 실제로 보면 배경도 인물도 다 다르지만, 중요한 모티프 면에서 두 작품 모두 전체 서사가 어떤 책을 중심에 놓고 벌어진다는 점, 책이 담고 있는 내용이 비밀에 부쳐지는 것과, 이걸 폭로하고 하는 이런 과정, '이것이 너무 비슷하다', '이게 작품 전체를 움직이는 중요한 요소인데 이걸 흉내 낸 게 아니냐' 이런 지적을 했어요. 재밌는 거는, 원래 이인화라는 양반이 소설가이기 전에 평론가였거든요. 평론가로서 이름을 날리다가 자기가 직접 창작을 한 건데, 그러니까 아는 게 많아요.

김진택 자료 수집을 잘하시는…….

박상준 예, 아는 게 많아요. 그래서 그 지적에 뭐라 답했냐면, 아주 간단하게 이야기하자면, '멍청한 소리 하지 마라 이건 표절이 아니고 페스티쉬야' 그랬어요. 그 당시 사람들은 페스티쉬(pastiche)가 뭔지 몰랐어요, 솔직히 문학 전문가들도. 우리말로 하면 혼성모방이에요. '이건 혼성모방의 결과지 무언가를 베낀 표절이 아니야'라고 주장을 한 거지요. 그런 혼성모방이라는 개념의 바탕에 있는 게 뭐냐면 상호텍스트성(intertextuality) 이론이라는 건데요. 아주 간단하게 말씀드리자면, 세상에 존재하는 이런저런 텍스트들은 그게 성경책이든 소설이든 과학논문이든 간에 완전히 새로운 것은 없다는 거죠. 텍스트를 이루고 있는 내용 요소들을 정보라고 말하면 또는 텍스트소라고 말하는데, 이 텍스트소들의 바다가 있는 거고 거기서 특정한 텍스트소들을 끄집어내어 결합시켜서 하나하나의 구체적인 텍스트들이 만들어지는 것일 뿐이지, 한 편 한 편의 텍스트라는 게 완전히 오리지널리티를 갖고 있는 어떤 새로운 것이고 진본이라는 주장 자체가 말이 안 된다고 생각을 하는 입장이에요. 그렇게 치면 문학예술 작품에서 정말 새로운 작품이라는 건 사실 없는 거죠. 그러니까 하늘 아래 새로운 게 없는 거예요. 이런 생각을 하면 페스티쉬니 패러디니, 오마주니 여러 가지 것들도 다 존재 의미가 있고 자기 생명권을 주장할 수 있게 되는 거죠. 그러니까 사실 이것도 아까 말씀하신 복제로 가져와서 말하면, '세상의 모든 게 복젠데' 이렇게 말할 수도 있어요.

김기흥 경계를 상당히 모호하게 만드는 거네요.

박상준 아 그렇죠.

김진택 이인화 씨가 그 소설을 쓰실 때만 해도 그때가 1990년대 초반이니까 우리가 오늘날과 같은 디지털 문화 환경을 경험하지 못한 상태여서 더 많은 반향이 있었지 않았나 싶어요. 지금은 어찌 보면 정통인문학자이신 박상준 교수님께서도 이런 말씀을 하실 수 있는 문화적인 혹은 사회적인 환경을 맞이하고 있는 거구요.

사회자 지금 사회학적인 산물이라고 말씀하셨는데 그 맥락에서 조금 더 이야기해 주시면?

김기흥 이와 연관해서 제가 관심을 갖는 것은 최근에 중국에서 일어나고 있는 산자이 운동입니다. 이전에는 인식의 우위성이라는 것이 있었지요. 원본의 우위성. 오리지널의 우위성. 그리고 복제본은 마치 형이하학적이고 가치가 폄하되는 이분법적인 방식이 항상 존재했습니다. 그런데 어느 순간 대량 생산에 의한 것인지 어떤 것인지 잘 모르겠지만, 사람들의 시각은 급진적으로 변화했습니다. 산자이 운동으로 인해서 사람들은 자신들만의 짝퉁을 오리지널처럼 생각하게 됩니다. 예를 들어, 한류 스타가 있으면 짝퉁 한류 스타가 각 성마다 있고, 그 성의 현에 가면 또 그 짝퉁 스타가 있는 것이지요. 소녀시대가 한국에 있긴 하지만 중국의 윈난성에도 소녀시대가 있고 윈난성의 어떤 현에도 그들의 소녀시대가 있기 때문에 계속 사람들은 자신들의 스타로 느끼고 취급하게 됩니다. 결국 소녀시대가 갖고 있는 원본의 권위는 윈난성에서는 중요하지 않게 됩니다. 원본이 갖고 있는 우위성이나 특별함은 희석화되고 소녀시대에 대해서도 그것을 인정해야 하는 상황이지요. 그렇다면 무엇이 사람들에게 인식의 전환을 일으켰을까? 사고방식을 변화시키는 전환의 요인, 그것을 알아보는 것이 중요하겠지요.

김진택 보드리야르가 말하는 시뮬라크르의 초과실재라는 개념을 들어 같이 이야기를 거들까 싶은데요. 분명 어느 측면에서는 지금 현실은 가상이 실제를 압도하고 가치를 스스로 구현하는, 정말 실체의 참조를 전혀 원하지 않는 충일한 가상의 세계, 초과실재의 세계인 듯합니다. 사실 굉장히 공해스러운 상황이고 천박한 상황이기도 하죠. 예를 들어 광고 같은 걸 보면, 우유 한 방울이 똑 떨어지며 왕관을 만들며 신선한 우유임을 자랑했던 옛날 광고 이미지 기억하시잖아요? 혹은 아름다운 새벽 풀잎에 영롱하게 맺힌 이슬을 담은 광고 이미지를 보면 너무 아름답잖아요? 그런데 실제 새벽에 풀잎들을 헤치고 걷다 보면 더럽거든요. (일동 웃음) 하나도 안 아름답고 우유도 절대 그렇게 떨어지지도 않고. 이런 것들이 보드리야르가 말하는 초과실재인거죠. 실제를 넘어간 가짜가, 원본을 넘은 복제가, 실제보다 더 아름답고 가치를 더 갖는다는 거죠. 보드리야르는 이러한 초과실재 상황을 말하면서 매우 냉소적인 태도를 유지하는 관념적 태도를 보여주죠.

네, 그 냉소적인 태도도 이해가 가긴 합니다. 쉽게 말해 가짜가 판을 치는 혼탁한 상황이니까요. 하지만 그렇게 냉소적인 태도는 또 다른 이상주의적 근원주의의 모습일 수도 있다고 생각돼요. 오히려 이렇게 매우 위험한 상황이기에, 그럼에도 불구하고 철학의 사유와 지성적 노력들이 더욱 날카롭고 부지런해져야 하는 지점이라고 생각해요. 아까 말씀하셨던 운남성의 짝퉁 소녀시대가 그들 나름대로의 사회문화적 인터렉션 장에서는 훨씬 더 재밌는 거고 즐겁고 삶의 의미적인 차원에서 무언가를 주기 때문에 절대로 소녀시대보다 낮은 단계가 아닌 또 다른 초과실재로서의 의미를 갖게 된다는 거거든요. 매우 대안적인 모델도 아니고 항상 옳은 것만도 아니겠지만 이러한 긍정적인 면들을 실존적 차원에서 저는 자꾸 찾고 싶은 거에요. 초과실재 상황의 위험하고 천박한 모습들은 여전히 우리가 비판해야 되겠지만 우리가 쉽게 비판하거나 냉소적으로 팔짱을 끼고 파악할 수 없는 상황들이 너무 많이 일어나기 때문에 사안 사안마다 구체적으로 다가가고 대응하는 게 우리 인문학자들을 비롯한 지식인들이 해야 될 일이라고 보여지는 것이죠.

그러니까 예를 들면, 송영민 교수님이 생체모방 연구를 하시잖아요. 플라톤적 태도로 보면, 굉장히 격이 떨어지는 (일동 웃음) 모방 차원에서의. 그런데 이 분들이 나노 스케일로 가면서 잎맥을 연구하고, 잠자리 날개를 보고 유체역학을 혁신적으로 전환하다 보니까, 이 때문에 마이크로 코스모스가 마크로 코스모스로 커지면서, 분명 기껏해야 모방이고 복제인데 오히려 이로 인해 새로운 실재와 세계가 발견된다는 거죠. 이게 생각보다 굉장히 큰일이라고 봅니다. 즉 전체를 보면 똑같은 차원인데 그럼에도 불구하고 이 과정을 나노 스케일로 계속 쫓아가고 실험하고 그대로 구현하려고 하다 보니 전혀 몰랐던 상황들을 알게 되고 과학적 사실도 알게 되고……초과실재의 긍정적인 의미를 저희가 모색할 수 있지 않나 조심스럽게 생각이 들거든요.

오늘 복제에 관한 것도 그렇고, 항상 그렇지만 저는 구체적인 사안에 저희가 가서 구체적으로 대응하는 게 필요하다는 생각을 항상 갖고 있어요. 즉 '우리가 이야기했던 초과실재가 갖고 있는 창조성이라고 불리든, 여분이라고 불리든 이게 인문학적 차원에서 생각보다 재밌다, 이게 문제적이고 그래서 더욱 날카롭고 엄격한 사유의 노력으로 대응해야 한다'라는 생각이 요즘 많이 듭니다.

송영민 초과실재라는 게 중요한 키워드 같아요. 생체모방 연구에서 논문 쓸 때 가장 멋있게 쓸 수 있는 단어가 비욘드 바이올로지(beyond biology)거든요. 이 말을 쓰면 되게 멋있게 느껴지면서 왠지 앞으로 세상이 엄청나게 발전할 것 같기도 하고요. 제가 만든 곤충 눈 카메라를 예로 들자면, 예전에는 사람들이 곤충 눈을 보고 "이건 뭐가 이렇게 동글동글해"라고 단순한 생각을 하다가 그 다음이 "곤충 눈을 이렇게 이용하면 좋겠다"라는 생각을 하게 되는 거죠. 그 다음이 이제 정말 곤충이 어떤 물건을 봤을 때 어떻게 보이는가가 궁금하니까 거기까지 형상화하는 걸 성공했는데, 그러고 나서 이거를 써먹고 싶은 거예요. 그런데 그것만으로는 뭔가 부족한 것 같으니까 '비욘드 바이올로지' 즉 곤충한테 존재하지 않는 무언가를 더 넣을 수 있다고 말하는 거죠. 예를 들어 곤충 눈의 굴곡진 면이 변형될 수 있도록 하면, 필요에 따라 해상도가 높아지거나 시야각이 넓어지는 것을 자유롭게 조절할 수 있습니다. 이런 것은 자연에는 존재하지 않는 거죠. 이런 의미에서 초과실재와 비욘드 바이올로지와는 상당한 유사성이 있다고 생각합니다.

박상준 논의를 풍성하게 하는 게 지금 우리의 한 가지 목적일 것 같은데, 긍정적인 측면에서 이야기가 된 것 같아요. 복제에 대한 폄하적인 태도가 많이 완화되고 없어지기까지 하게 됐다는 말씀까지 나왔고요. 거기에 대해서, 풍성한 논의를 위해서, 초과실재처럼 긍정적으로 해석하지 않고 부정적으로 생각하는 근거를 한 가지 댈 수가 있을 것 같아요.

김진택 굉장히 많죠.

박상준 예, 많을텐데 한 가지만 말씀을 드리자면, 인문학자나 사회학자들이 사회 현상을 문제적으로 바라보고 비판할 때 늘 하는 말이라고 생각하실 수도 있겠지만, 여기서도 노동 분업이 아주 중요한 요인일 수 있다는 생각이 들어요. 짐멜(Simmel)의 『돈의 철학』에도 그런 말이 나와요. 노동 분업이 가져온 효과를 이야기하는데, 다들 아시겠지만 노동 분업이 낳은 일차적인 현상이 노동의 소외, 소외된 노동이죠. 그런데 짐멜이 분석해 준 것을 보면, 노동 분업이 낳은 효과라는 것이 마르크스주의자들이 생각하는 것처럼 단순히 생산과정에서의 소외만 있는 게 아니고, 우리가 물신화나 소외라고 말하는, 인간관계를 사물의 관계로 생각하는 현상이 소비의 맥락에서든 모든 맥락에서든 다 만연된다는 거예요. 그 가장 극단적인 걸로 벤딩 머신(vending machine)을 들어요. 그러니까 기계라는 것 자체가 인간의 일을 인간의 일이 아닌 것처럼 느끼게 만드는 효과를 갖는데, 그 최첨단에 있는 게 벤딩 머신이라는 거죠. 이건 동전을 틱 넣으면 물건이 나오는 건데, 그러니까 '누군가가 만든 거야'라는 생각을 할 이유가 없어요. 벤딩 머신으로 뭔가를 구입할 때는 기계와 나만의 관계가 있는 것처럼 느껴지지, 생산자가 있다는 것 유통자가 있다는 것 이런 모든 게 다 가려져 버리는 거죠. 인간관계가 가려져 버리는 거죠. 원래 이렇게 하기 이전의, 분업되기 전의 노동 생산 방식을 보면 옆집 아저씨가 뭐 이런 게 필요하다고 나한테 요청을 하면 내가 공을 들여서 의자를 만들어 준단 말이에요. 그럼 그 사람에게 그 의자는, 자기 옆집에 있는 이러저러한 관계의 목수가 공을 들여서 만들어 준 의자구나.

김진택 사용가치를 얻게 되는.

박상준 그렇죠. 사용가치가 있고 해서 의미를 가져요. 만들어 준 사람의, 비유적으로 말하면, 숨결이 느껴지는 의자인 거죠. 그러니까 이 사물이 그냥 사물이 아니고 인간관계의 산물로서 존재하고 기능하는 건데, 그러니 이것이 망가졌을 때, 예컨대 어중이떠중이 아무도 모르는 애가 대충 고쳐 주고 하면 가슴이 아플 수 있단 말이에요. 그런데 복제물은 이런 물건과는 다른 거죠. 원본의 가치가 있는 거란 말이죠. 근데 방금 말씀드렸다시피 분업이 아주 일반화된 현대사회에서는, 단순한 생산뿐 아니라 재화와 용역과 관련된 모든 인간 행위들이 사실상 원래 인간의 일이라는 게 사라져 버리고 사물의 일인 것처럼 겉모습이 바뀐단 말이죠. 이런 현상이, 복제물을 원본에 비해서 질이 낮은 거라든가, 무슨 의미에서든지 간에 후진 거라고 생각하지 않게 하는 것이 바탕에 깔려있는 것이 아닐까? 하는 생각이 들었어요.

김상욱 복제의 사회적 측면을 생각해보고 싶네요. 물리에서 진동자 같은 게 있을 때 종종 서로 동기화되려는 경향들이 있죠. 진자시계 두 개를 가까이 두면 흔히 동기화를 일으킵니다. 공기를 매개로 한 상호작용 때문이죠. 상호작용이 강해지면 많은 물리계에서 종종 동기화가 일어납니다. SNS가 발전하면서 사람들 사이에 상호작용이 굉장히 강해지게 되었죠. 동기화가 잘 일어날 거란 이야기입니다. 문제는 생각이 다른 사람은 친구 끊어버리고 동기화된 집단끼리 모여서 동기화를 통한 결속을 강화시켜 나갈 겁니다. 생각을 복제해간다는 거죠. 이곳은 분명 SNS의 나쁜 측면이지만, 이게 또 집단지성으로 갈 수 있는 여지도 있는 거잖아요? 전 아직 이런 종류의 복제에 대해서는 가치판단을 못하겠어요.

사회자 자연스럽게 사회문화적 쟁점을 넘어서 이제 어떻게 할 것인가 하는 문제까지 넘어온 것 같아요. 자유롭게 발언을 해 주시면 좋을 것 같아요.

김상욱 사회학 하시는 분들은 또 답을 하실 수 있지 않을까요? 어떻게 보시는지.

김기흥 산자이 현상과 같은 문제에서 국지적인 사고방식, 즉 로컬리티에 대해서 생각해보는 것이 어떨까요? 자신이 갖고 있는 것이 원본과의 차이가 없어지면서 자신에게 주어지고 사용하는 것이 굉장히 특별한 것이라고 생각하는 것이지요. 사람들은 이렇게 국지적인 맥락 안에서 판단을 하지요. 현재 대량생산이 이루어지고 있는 상황에서는 우리가 공유하고 있는 지역적 맥락에서 원본 – 짝퉁 사이의 구분이 희석화되고 소위 원본이라는 것에 대한 저항이 조직화되는 것이지요. 애플이라든지 삼성 같은 거 다 필요 없고 우리 로컬 맥락에서 짝퉁이 더 좋다고 인식하게 되면, 이 가짜가 우리한테 정말 어떤 의미를 가질 수 있다는 그런 저항성? 그렇게 되면 부정성이라는 것도 어떤 의미를 부여할 수 있는 것이 되지 않을까요? 만일 그것이 새로운 패러다임이라고 생각하면 그것은 더 이상 부정적이지 않을 수 있다는 것이지요.

송영민 궁금한 게 그런 소녀시대 복제 같은 건 원래 예전부터 있었던 건데 요즘 들어 부각되기 시작한 건가요? 아니면 갑자기 그런 현상이 생긴 거예요?

김기흥 예전부터 어딘가에 있었겠죠? 조선시대에 주자학자들의 모습이 그 예가 아닐까요? 조선의 유학자들은 자신들이 원래 공자의 것을 구현하고 있다고 생각했지요. 원본은 그곳에 있고 우리의 것은 가짜야 이런 생각보다는 로컬리티에 의거해서 자신들의 공자의 이념을 구성하고 있는 것이지요. 특히 현재 세계화의 확산은 마치 일원화되고 통합적인 하나의 실체가 우리의 삶을 규제하고 조절하는 형태라고 생각했지만 정반대의 현상, 즉 로컬리티의 형성이 강화된다는 점에서 매우 의미 있는 일이라고 할 수 있지요.

김진택 제가 여기다 패러디 이야기 겹칠까 하는데요, 패러디라는 말은 사실 굉장히 오래 전부터 우리의 문화와 함께한 행동양식이라고 생각해요. 지금은 미학적, 문화적 용어로 많이 생각하지만 어원학적으로 따져보면 패러디는 그러니까 '파라(para)'라는 접두사가 있는, 즉 낙하산을 뜻하는 파라슈트(parachute) 할 때 그 para, 또 뭐 있죠, 파라솔(parasol) 할 때 'para' 있잖아요. 접두사로 원래 '옆에서…', '이웃으로…'라는 뜻이 있다고 합니다. 뭔가 뒤에 오는 말들의 뜻을 옆에서 슬쩍 꺾어줘요. 그러니까 para-chute는 분명 추락하는 'chute'인 건데 parachute라서 저희가 추락해서 죽지 않게 만들어주는 물건이잖아요? para-sol 하면 태양을 뜻하는 sol을 막아주는 차양이나 천막우산이니까요. 이렇게 para는 뒤에 오는 말을 옆에서 그 뜻을 슬쩍 꺾어서 새로운 의미를 갖게 해주는데요, 패러디

(parody) 역시 뒤에 오드(ode), 즉 '노래하다'라는 뜻에 옆에 붙어 '함께 옆에서 노래 부르다'라는 뜻이 있습니다. 옆에서 누군가 노래할 때 그 음률과 리듬을 따라가 주면서 노래를 해주는 거죠. 단순히 원곡과 부차적인 노래의 관계가 아닌, 원곡과 복제의 관계가 아닌 그 자체만으로 새로운 생성의 운동이었던 것이지만 지금 우리는 원본의 흉내내기나 따라하기 정도로만 생각을 하죠. 위에서 말한 형이상학적 권력이 그렇게 구조화한 것이죠. 그러니까 패러디라는 건 원본과 관계하는 그 무엇이지 원본에 못 미치거나 원본을 못 넘어서는 열등한 사태가 아닙니다. 그러니까 패러디 자체가 굉장히 치열한 창조행위입니다. 문학 이야기도 나왔지만 사람이 예술활동을 한다거나 어떤 천재적인 일을 한다는 건 갑자기 하늘에서 뚝 떨어지는 건 없잖아요. 어떤 상황, 어떤 맥락에서 나오는 건데, 사실 굉장히 치열한 정신적인 노력의 근거에서 나오는 건데 이런 패러디를 열등한 구조로 보는 협소한 잣대에 놓으면 다 잡히고 걸리는 거죠. 원본에 종속되는 것이 아니라 옆에서 같이 불러주면서 새로운 생성의 물결을 만들어내는 패러디는 오랜 문화적 기억을 갖고 있는 거죠. '아버지의 자장가를 듣고 내가 우리 아들한테 노래를 불러줄 때 그 억양과 말투가 다르고 가사가 달라지는 게 잘못됐으니 자장가를 잘못 불러줬으니 어떡해' 이게 아니고 흘러가는 시간과 우리가 만들어 내는 또 하나의 생성을 우리가 지각할 수 있다면, 저는 우리가 새로운 잠재성을 찾을 수도 있다고 봅니다.

분명 상황은 어렵고 가파릅니다. 제가 쓴 원고 처음 부분에 그 이야기를 했거든요. 세상이 이렇게 원격통신망으로 촘촘히 디지털화되어 연결되면서 재난이 더 많아졌어요. 당연히 절대 재난수가 디지털 통신망 때문에 많아진 게 아니고 일어난 재난 소식을 우리가 전보다 더 많이 알게 된 거죠. 물론 여기서 재난은 자연재해나 사고를 뜻하는 것뿐 아니라 우리가 겪는 인식적 충격과 사건들을 모두 포함하죠. 단순 비교는 좀 그렇지만 과거의 경우엔 어떤 재난을 체험하면 그 경험의 감도와 반향이 크게 다가와 그것에 대한 대응과 각성이 좀 더 날카로워질 수가 있는 상황이 있었다면, 이제는 하루가 멀다 하고 매일 매일 재난이니까, 그런데도 내가 아무렇지도 않으니까, 이젠 하나도 안 이상해요. 즉 전면적 시뮬라크르 속에 있으니까 어떤 것이 진실인지 생각할 필요도 없고 비판적인 태도를 가질 필요가 없어요. 그냥 그렇게 살게 되고 이러다 보니까 노동의 소외 문제는 물론, 또 다른 어떤 문제가 생겨도 정치적인 무관심으로 갈 수 있는 상황이 와요. SNS 말씀도 하셨지만 전 지구적인 소통이 일어나고 뭔가 세상을 바꿀 수도 있다라는 어떤 시뮬라크르적인 믿음을 갖고 행동하지만 정작 실제 이루어지는 건 아무것도 없을 수 있거든요. 혹은 '나는 완전히 아무것도 안 할래' 라는 그런 무관심 또한 그게 무기로서 작동할 것인지 그저 무책임한 행동인 것인지도 판단이 어려운 상황이니까요.

김상욱 그러니까 지금 패러디하고 모방 말씀하셨는데, 사실 어떤 의미에서는 생명체는 본래 패러디가 아닐까 합니다만.

김진택 맞습니다. 저는 교수님 글이 그렇게도 읽혀지더라고요.

김상욱 DNA가 99프로 이상 같잖아요.

김진택 그렇죠.

박상준 아 그 이야기 관련해서 한 가지 이야기가 더 있는데 말씀드리지 않았어요. 유전자 이야기였거든요. 이 진(gene)이라는 게 자기복제 하는 거잖아요, 그게 존재 이유고. 근데 우리도 그런 거죠. 계속 자기복제 하는 유전자로부터 75억까지 늘어난 인간 존재부터가 그런 의미에서 복제의 산물인 거죠. 이게 우리가 복제를 사고할 때 부정적으로만 볼 것은 전혀 아닐 수 있는 또 한 가지 근거죠. 방금 전에 김상욱 선생님이 말씀하신 동조, 특히 SNS와 같은 커뮤니케이션 테크놀로지가 발전해서 지구촌이 된 이런 시대의 그 의식의 동조라는 것도 사실상 복제인 거죠. 우리가 생각이 같아지고, 이런 측면이 있을 텐데 저도 개인적으로는 긍부정 어떻게 딱 잘라서 추정하기도 어렵고 앞으로 어떻게 갈지 잘 모르겠어요. 하지만 저는 한 가지 우려는 계속 해요. 이게 앞서 있죠. 부정적인 측면들이 너무 많아서 이걸 끊임없이 경계해야 되는구나, 아 그리고 '이제 인문학자가 해야 할 일 중의 한 가지가 그런 것에 대한 경계심을 계속 보내는 거다'라고 생각을 하고 있어요. 소명의식이죠.

오르테가 이 가제트(Ortega Y Gasset)가 『대중의 반역(Revolt of the Masses)』에서 대중과 선택된 소수(select minority)에 대해 이야기한 적이 있어요. 현재 우리가 대중사회에 사는 건 자명한 일이고, 그 속에서 긍정적인 것으로, '집단지성이 발현되는 것, 이런 가능성을 볼 수 있어'라고 할 측면이 사실은 조금 있어요. 근데 저는 그것보다 훨씬 더 강력한 측면이 사실 가제트가 말했던 의미의 대중으로 우리를 변화시키는 거라고 생각해요. 이때 대중은 뭐냐면요, 남들과 같아지고자 하는 거예요. 자신으로부터 뭔가 새로운 것을 끌어내려고 하는 사람들이 선택된 소수라면, 대중은 그게 아니라 자신에게 어떤 부담도 의무도 지우지 않고 남과 같아지려고만 하는 것, 이런 성향을 보이는 사람이에요. 지금 SNS니 전 세계 뉴스니 이런 걸 보면 사실 대중으로의 동조 현상이라고도 말할 수 있어요. 최근으로 오면 올수록 저는 이 테크놀로지가 만들어 내는 부정적인 효과 중의 한 가지를 봐요. 공습이 있고 질병이 있고 살해도 있고 테러가 있고, 이런 뉴스를 자꾸 보다 보니 사람들이 무감해지잖아요. 그냥 그런 게 있으려니, 그런가 보다 하죠. 이런 감각의 둔화가 제가 생각하는 가장 큰 문제에요.

감각의 둔화는, 인간의 문제, 문명의 문제, 사회의 문제를 커뮤니케이션 테크놀로지가 더 이상 인간과 문명, 사회의 문제로 생각하지 않고 그냥 수많은 정보 중의 한 가지로 만들어내는 데 따르는 거죠. 인간 사회의 문제를, 중립적인 것처럼 느껴지는 정보(information)로 환산하기 시작하면서 벌어진 일인데, 이게 계속 심화되다 보니까 정말 인간적으로 또는 인문학적으로 의미 있는 일들의 의미를 사람들이 더 이상 느끼지 못하게 되는 거죠.

    이러한 현상이 복제사회, 긍정적이든 부정적이든 많은 경우에서 복제를 이야기할 수 있는 이런 상황을 두고 복제사회라고 말한다면, 복제사회를 살아가는 우리에게 있어서 가장 중요한 문제가 된 거 아닌가 싶어요. 이렇게 복제가 넘쳐나게 되면서 원본 맥락에서 우리가 환기할 수 있었던 어떤 인간적인 문제들, 인문적인 가치들에 대해서 계속 둔감해지는 상황이 되어가고 있다는 겁니다. 이러한 상황을 문제적으로 자각할 필요가 있지 않을까 하는 생각이 듭니다.

사회자   인식한다는 것 자체가 그 다음 단계에 대한 출발점이 될 수 있잖아요.

김상욱   우리가 지금 새로운 단계로 진화하고 있는지도 몰라요.

사회자   구체적인 상황에서 어떤 모색을 하는 게 굉장히 중요할 수도 있을 것 같고요. 이쯤에서 대담을 정리하기로 하죠. 짧게 한 마디씩 마무리 발언하고 끝내겠습니다.

송영민   오늘 이야기를 듣다 보니까 뇌에서 안 쓰던 한쪽 부분을 약간 자극받았다는 느낌을 받기도 하네요. 저는 모방을 하는 게 재밌어요. 너무 재밌고 이게 알면 알수록 너무 신기한 게 많은 거예요. 신기한 게 많으니까 점점 더 완벽하게 만들고 싶다는 욕구가 생기고.

오늘 제가 하고 있는 분야가 복제를 긍정적으로 발현시킬 수 있는 분야 중에 하나가 될 수 있겠다는 생각을 하게 됐어요. 그러면서 또 한편으로는 제가 이쪽 분야 연구를 하면서 어떤 경계심 같은 것을 가지고 있었는데 예를 들자면 이런 거예요. 유럽에 있는 어떤 사람들이 곤충 눈하고 관련된 거대 프로젝트를 하면서 생각한 것 중의 하나가 실제 곤충을 만드는 거에요. 그런데 생명복제 형태로 해서 복제한 게 아니라 모방의 확대영역으로 복제하는 거라 기능은 완전히 똑같은데 단지 사람이 컨트롤할 수 있게 만든다는 거죠. 그래서 우리가 원하는 형태로 그 곤충 같은 로봇들이 우리 편의대로 생명체를 대체하는 세상, 만약에 이런 시대가 온다면 머지않아서 인류가 큰 혼란을 겪을 수도 있겠다는 생각을 하게 됐어요. 그러면서 처음으로 복제와의 경계에 대한 제 의견을 적게 되었습니다. 그래서 그런 경계에 대해서 다시 한 번 생각하게 됐고 또 한편으로는 이쪽 분야 — 생체모방 — 가 복제의 한 부분으로서 많은 역할을 할 수 있겠다는 그런 생각을 하게 됐습니다.

사회자 네, 다른 분들도 마무리 발언 한 마디씩 해 주세요.

김진택 '우리는 지금 복제의 진화 과정에 있다. 그것이 건강한 복제의 진화 과정으로 가동되도록 해야 하지 않겠는가……'입니다. 언제나 한 번이라도 인류 문명이 이렇지 않은 적은 없었던 것 같아요. 언제나 변혁기였고, 혼란기였고 언제나 위기와 기회였으니까요. '언제나 그랬으므로 전면적 시뮬라크르라고 너무 호들갑도 떨지 말고, 그렇다고 무책임한 태도도 선물처럼 받지 말고 나름의 잠재성과 가능성을 모색하면서 인류가 항상 그래왔듯이 치열하게 건강한 복제의 진화의 방향을 찾자. 거기서 어떻게 좀 더 생성적인 차원의 일들을 열심히 할 것인가를 고민하고 싶다……' 이렇게 말씀드리고 싶네요.

김상욱 근데 저는 복제가 없다고 하면서 끝내야 하는 건데. (일동 웃음) 원자 레벨에서는 복제가 없다는 뜻입니다. 오늘 제가 한 이야기를 정리하면 첫째, 양자역학 레벨에서의 복제는 거의 불가능하다. 둘째, 고전역학 레벨에서는 어느 정도 에러를 허용하는 차원에서 복제할 수 있다. 셋째, 행동양식의 복제는 동기화와 유사하다. 셋째 내용을 좀 더 확장하면서 이야기를 마칠까 해요. 진화를 생각해보죠. 우선 최소 단위의 개체가 만들어집니다. 생존이 확보되면 복제를 시작합니다. 복제를 통해 충분한 개수가 이루어지면 그 다음에 동기화됩니다. 동기화라는 것은 또 다른 형태의 복제입니다. 행동방식을 복제하는 거죠. 동기화가 이제 어느 수준을 넘어가면 이들이 사실상 하나의 새로운 개체가 됩니다. 동일한 개체가 동일하게 행동하기까지 하면 하나인 거죠. 이제 이 새로운 개체가 다시 자신을 복제하기 시작해요. 행성계나 은하도 비슷하다고 봐요. 그래서 우주는 프랙탈 같은 구조를 이루게 되죠. 이런 관점으로 인간을 보면 이제 우리들 사이에 동기화, 즉 행동양식의 복제가 일어나는 단계인 거 같아요. SNS가 이것을 가속화시키고 있고요. 결국 우리가 새로운 개체로 진화해가고 있다는 생각이 듭니다. 이런 것들은 대부분 창발적 혹은 상전이 과정이기 때문에 여기서 어떤 것이 나올지는 몰라요. 특이점을 지나기 때문이죠. 특이점은 위험합니다. 이 과정에서 개체가 죽을 수도 있습니다. 그래서 과학자들과 인문학자들이 머리를 맞대고 우리의 성공적 전이를 위해 진지하게 고민을 해야 하지 않을까 생각해요.

사회자 네. 김기흥 선생님 마무리.

김기흥 네, 저는 복제 문제는 인문사회과학과 자연과학 사이에 걸쳐있는 아주 좋은 주제라고 생각을 하고 있어요. 특히 과학과 연관된 사회과학을 하고 있는 사람으로서 과학자들이 취해야 할 태도는 기본적으로 근본주의적 경향이 강했으며 원본 지향적인 사고를 하고 있다고 할 수 있지요. 하지만 사실 자연이라는 것은 굉장히 복잡하고 너무 담아내기 힘들지만 일단 언어로 사용해 담아내기 시작하면, 제한적이고 한정적으로 사고된다고 할 수 있지요. 그리고 그 사이에는 간극이 존재하겠지요. 과학자들도 그 간극을 인정해야 할 시기가 되었다고 생각합니다. 원본중심주의를 탈피해서 좀 더 유연하고 열린 형태의 사고로 나아가야 합니다. 저는 과학사회학자로서 이렇게 정리하고 싶습니다.

박상준 저는 이 자리에서 이야기하면서 새삼스럽게 다시 의식하고 한 것들이 몇 가지 있는 것 같아요. 복제가 대단히 보편적인 거다, 그리고 역사적으로 대단히 오래된 거라는 측면도 있다는 것을 자각했고, 복제사회라고 말할 수 있는 측면들도 의식하게 되고 해서, 배운 게 많아요. 복제의 긍정적인 측면, 창조적인 측면도 이야기됐는데, 그러면서 동시에 복제에 대해서 경계할 필요는 항상 있다는 생각이 들어요. 복제의 시대를 우리가 잘 헤쳐 나가는 방법이 뭐냐를 계속 고민할 필요가 있는 것 같고요. 한 가지 끝에 드는 생각은 이런 겁니다. 복제 자체가 똑같은 걸 만드는 것만이 아니라 아까도 얘기되었던 것처럼 새로운 차이를 만드는 것도 복제라고 역설적인 정의도 내려 볼 수 있겠구나, 그렇게 한다면, 우리가 복제사회를 살아가면서 좀 더 나은 것을 생각해 보는 것이 복제라는 범주 자체에서도 충분히 가능할 수 있겠다 생각됩니다.

사회자 6,500만 년 전에 소행성이 지구에 충돌해서 공룡이 멸종을 했어요. 천문학자들은 인류는 소행성 충돌을 피해서 멸종하지 않을 수 있을 것이라고 생각해요. 우리는 그런 가능성에 대해서 인식하고 있고 충돌을 막기 위해서 궁리하고 있기 때문이라는 거죠. 어쨌든 고민을 하잖아요? 우리가 어떻게 할지……. 공룡들은 인식하지 못했고 궁리하지 못했지만.

김상욱 공룡도 했다가 죽은 게 아닐까? (일동 웃음) 농담이에요.

사회자 네. 우리가 인식한다고 해서 멸망하는 것을 막을 수 없을지도 모르지만 그런 궁리를 하는 시점에 우리가 살고 있는 것 자체가 굉장히 큰 의미가 있다고 봐요. 같은 의미에서 복제에 대한 인식을 하고 있다는 것 자체가 문제를 해결하는 출발점이라고 생각합니다. 오늘 고생하셨습니다.

::필자 소개

이헌주(李憲柱, Lee, HeonJu) 고려대학교, Texas A&M Univ. MIT에서 기계공학으로 학위를 받고, 현재 한국과학기술연구원에서 3D 프린팅 관련 연구를 수행하고 있다. UST에서 에너지환경융합공학과 조교수로 공리적 설계, 3D 프린팅을 가르치고 있다. 또한, 융합연구정책센터 IT/NT 전문위원을 맡고 있다.

송영민(宋泳旼, Song, YoungMin) 연세대학교를 졸업하고 2011년 광주과학기술원 정보통신공학과에서 곤충 눈의 무반사 나노구조 모방 및 광소자 적용에 대한 연구로 박사학위를 받았다. 일리노이 대학교(UIUC)에서 박사 후 연구원을 거쳐 2013년부터 현재까지 부산대학교 전자공학과에서 재직 중이다. 발광 다이오드(LED), 태양 전지, 이미지 센서 등 빛과 관련된 반도체 소자에 대한 연구를 하고 있다. 곤충의 겹눈 구조를 모방한 초광각 카메라에 대한 연구로 2013년 10대 과학기술 뉴스에 선정된 바 있다.

정성준(鄭成俊, Jung, SungJune) 인하대학교에서 전기공학으로 학사(2002), 광주과학기술원에서 정보통신공학으로 석사학위(2004)를 취득했다. 이후 삼성전자에서 선임연구원으로 프린팅 시스템을 개발하던 중 영국으로 떠나 캠브리지대학교에서 생산공학으로 박사학위(2011)를 받았고, 동대학 물리학과로 옮겨 유기반도체시스템 연구를 수행하였다. 2013년 포항공과대학교(POSTECH) 창의IT융합공학과에 부임하여 현재 웨어러블 디바이스와 바이오 프린팅 분야에서 다양한 융합연구를 진행하고 있다.

박상준(朴商準, Park, SangJoon) 서울대학교 국문과에서 신경향파문학 연구로 박사학위를 받았다(2000년). 2002년 「문학의 범람, 그 속에서 길 찾기 - 한국문학의 타자:대중문학과 관련하여」로 평론 활동을 시작했다. 2003년 이후 포항공대[POSTECH] 인문사회학부 교수로 재직하는 한편, 아태이론물리센터[APCTP] 과학문화위원, 한국장학재단 운영위원, 크리티카[KRITIKA] 동인 등으로 활동하고 있다. 문학평론집 『문학의 숲, 그 경계의 바리에떼』와 『소설의 숲에서 문학을 생각하다』, 인문학 에세이 『꿈꾸는 리더의 인문학』 외에 『한국소설 텍스트의 시학』 등 50여 편의 연구 논저를 냈고, 『연애소설 읽는 로봇』, 『얼터너티브 드림』 등 한국 창작 SF 앤솔로지 다섯 권을 펴냈다.

우정아(禹晶娥, Woo, JungAh) 서울대학교 고고미술사학과 및 동 대학원을 졸업하고, 미국 UCLA 미술사학과에서 1960년대의 개념미술에 대한 논문으로 박사학위를 받았다. 저서로 『명작, 역사를 만나다』가 있고, 『조선일보』에 「우정아의 아트스토리」 칼럼을 연재하고 있다. 미술 비평지 *Art Forum International*과 그 웹저널(www.artforum.com)에 한국에서의 현대미술 전시에 대한 리뷰를 정기적으로 기고하고 있다. 현재 전쟁이나 재난과 같은 집단적인 비극, 죽음과 상실 등의 개인적 트라우마를 재현하는 현대미술의 다양한 매체에 대한 연구서를 쓰는 중이다.

오길영(吳吉泳, Oh, GilYoung) 서울대학교 영문과와 동대학원 석사 및 박사과정을 마치고 미국 뉴욕주립대학교 영문과에서 박사학위를 받았다. 현재 충남대학교 영문과 교수로 재직 중이다. 비평 및 문화이론, 현대영미소설, 비교문학에 관심을 갖고 연구 중이다. 저서로는 『에드워드 사이드 다시 읽기』(공저, 2006), 『이론과 이론기계』(2008), 『세계문학공간의 조이스와 한국문학』(2013) 등이 있다.

강양구(姜亮求, Kang, YangGu) 2003년부터 『프레시안』에서 과학, 환경, 학술 담당 기자로 일했다. '앰네스티 언론상'(2005), '녹색언론인상'(2006) 등을 수상했다. 『세 바퀴로 가는 과학자전거』, 『세 바퀴로 가는 과학자전거』 2, 『아톰의 시대에서 코난의 시대로』를 썼고, 『침묵과 열광』(공저), 『밥상 혁명』(공저), 『불확실한 세상』(공저) 등의 책을 기획하고 썼으며, 『정치의 몰락』, 『불량 사회와 그 적들』 등의 인터뷰 책을 냈다. 『세 바퀴로 가는 과학자전거』의 일부는 중학교 국어 교과서에 실렸다.

마은정(馬恩貞, Ma, EunJeong) 포항공대에서 화학을 공부하고 미국 코넬대학교 과학사 및 과학기술으로 석박사과정을 마쳤다. 주요 연구 및 저술 분야는 '탈식민지 과학기술 및 의학', '초국적 제약회사와 치료적 시민권', '공학문화와 공학교육', 그리고 '공학과 젠더혁신'이다. 박사논문에서는 한국에서 (서양)의학과 한의학의 갈등과 공존 관계를 '탈식민지 과학기술론'으로 풀어냈다. 유럽 학자들이 주도하는 'Asiapharm' 네트워크의 일원으로 미국 및 아시아 학자들과 함께 전통의약의 상업화 현상에 대한 책과 논문을 출간 중이다. 현재 포항공과대학교 창의IT융합공학과에서 교육 및 연구를 담당하고 있다.

김기흥(金起興, Kim, KiHeung) 서강대학교 사회학과 및 동대학원 사회학 석사, 영국 에든버러 대학(University of Edinburgh) 과학기술학 박사, 런던대학교 웰컴의학사연구소 연구원(Wellcome Trust Centre for the History of Medicine at University College London), 런던 임페리얼 컬리지 화학공학과 연구원(Imperial College London)을 거쳐 현재 포항공대 인문사회학부 교수로 있다. 저서로는 Social Construction of Disease(Routeldge, 2007), 『광우병 논쟁』(새나무, 2010)이 있다.

김상욱(金相旭, Kim, SangWook) 카이스트에서 학사(1993), 석사(1995), 박사(1999)학위를 받았다. 포스텍, 카이스트, 독일 막스플랑크연구소 연구원, 서울대 BK조교수를 거쳐 2004년부터 지금까지 부산대 물리교육과 교수로 재직중이다. 동경대(2009), 인스부르크대(2010) 방문교수를 역임했다. 주로 양자과학, 정보물리를 연구하며 60여 편의 SCI 논문을 게재했다. 저서로 『영화는 좋은데 과학은 싫다고?』, 『EBS 탐스런물리』 2(공저), 『고전의 힘』(공저), 『헬로 사이언스』(공저), 『책대책』(공저)이 있다. 2005년부터 아태이론물리연구소 과학문화위원을 맡고 있고, 『과학동아』, 『국제신문』, 『국민일보』, 『무비위크』 등에 칼럼을 연재했으며, 국과위 톡톡과학콘서트, TEDxBusan, 팟캐스트 〈과학같은 소리하네〉, YTN사이언스 인문포커스, 방송통신대특강 등 과학을 매개로 대중과 소통하는 과학자다.

김진택(金鎭澤, KIM, JinTaek) 인하대학교 철학과를 졸업하고 프랑스 브장송대학에서 예술철학으로 석사, 매체기술인문학으로 D.E.A, 파리1대학(팡테옹 소르본)에서 「이미지 – 매체미학」으로 박사학위를 받았다. 현재 포스텍 창의IT융합공학과 대우부교수로 있다. 주요 논저로는 「디지털 원격소통과 신체성의 미학적 실천」, 「시선의 현상학적 경험과 봄의 나르시시즘」 등이 있으며, 저서로는 『문학의 탈경계와 상호예술성』, 『영화와 탈신화』, 『호모 메모리스』(공저) 등이 있으며, 최근에는 몸과 이미지, 미디어 아트, 인문기술융합콘텐츠와 트랜스휴머니즘 연구에 주력하고 있다.

::자료 출처

이헌주

〈그림 1〉 Melchels F. P. W., et all., "Additive manufacturing of tissues and organs", *Progress in Polymer Science* 37(31), 2012.

〈그림 2〉 Tang, J. M. and others, "Compression Strength And Deformation Of Gellan Gels Formed With Mono-Cation And Divalent-Cation", *Carbohydrate polymers*, 29-1, 1996, pp.11~16.

〈그림 3〉 Malda, J., Visser, J., Melchels, F. P., Jüngst, T., Hennink, W. E., Dhert, W. J. A., Groll, J. and Hutmacher, D. W., "25th Anniversary Article : Engineering Hydrogels for Biofabrication", *Advanced Materials* 25, 2013, pp.5011~5028(http://onlinelibrary.wiley.com/doi/10.1002/adma.201302042/full).

〈그림 4〉 Koch, L., Gruene, M., Unger, C., Chichkov, B., "Laser assisted cell printing", *Current Pharmaceutical Biotechnology* 14-1, 2013, pp.91~97.

송영민

〈그림 1〉 University of Akron,http://www.huffingtonpost.com/2013/04/03/geckos-grip-wet-surfaces_n_3001433.html#slide=1356524

〈그림 2〉 University of Illinois/Beckman Institute,http://news.sciencemag.org/2013/05/new-camera-inspired-insect-eyes

〈그림 3〉 Thomas Shahan/Flickr,http://www.djibnet.com/photo/robber/compound-eyes-of-a-robber-fly-holcocephala-fusca-3085177911.html

〈그림 4〉 Harvard University,http://phenomena.nationalgeographic.com/2012/08/16/robots-in-disguise-soft-bodied-walking-machine-can-camouflage-itself/

정성준

〈그림 1〉 http://samsungsemiconstory.com/

〈그림 2〉 http://gijun.tistory.com/175

〈그림 3〉 http://www.engadget.com/gallery/

〈그림 4〉 Courtesy: Cambridge Display Technology
〈그림 5〉 Courtesy: HP Techpress
〈그림 6〉 Courtesy: Inkjet Research Centre, University of Cambridge
〈그림 7, 8〉 필자

박상준
〈그림 1〉 http://en.wikipedia.org/wiki/Aristotle
〈그림 2〉 University of SYDNEY 도서관(http://www.library.usyd.edu.au/), http://www.library.usyd.edu.au/libraries/rare/philosophy/aristotlepoetica.html
〈그림 3〉 Balla Demeter, http://www.thisisgame.com/webzine/series/nboard/212/?series=105&n=54382
〈그림 4〉 http://www.nomadbook.co.kr/shop/shopdetail.html?branduid=15426
〈그림 5〉 http://blog.ohmynews.com/joasay/476178
〈그림 6〉 http://garimtos.tistory.com/131

우정아
〈그림 1〉 위키피디아, http://en.wikipedia.org/wiki/Marcel_Duchamp
〈그림 2〉 샌프란시스코 미술관 홈페이지, http://www.sfmoma.org/explore/collection/artwork/115
〈그림 3〉 테이트 갤러리 홈페이지, http://www.tate.org.uk/art/artworks/duchamp-fountain-t07573

강양구
〈사진 1〉 time.com
〈사진 2〉 utah.edu
〈사진 3〉 warnerbros.com

마은정

〈그림 1〉 Adam Rosen, "Meet the Unitron Mac 512-The World's First Macintosh Clone", Cult of Mac, http://www.cultofmac.com/266710/meet-unitron-mac-512-worlds-first-macintosh-clone/

〈그림 2〉 http://en.wikipedia.org/wiki/Artemisia_annua

〈그림 3〉 필자

〈그림 4〉 http://en.wikipedia.org/wiki/Artemisinin

김기흥

〈그림 1〉 Roslin Institute:National Museum of Scotland, http://www.nms.ac.uk/explore/collections-stories/natural-sciences/dolly-the-sheep/

〈그림 2〉 https://fanart.tv/movie/16241/the-boys-from-brazil/

〈그림 3〉 http://www.listal.com/viewimage/135911h)

김상욱

〈그림 1〉 르네 마그리트, 〈복제불가〉

〈그림 2〉 http://en.wikipedia.org/wiki/A_Boy_and_His_Atom

〈그림 3〉 http://en.wikipedia.org/wiki/Schr%C3%B6dinger%27s_cat

김진택

〈그림 1〉 http://paulchontown.tistory.com/190

〈그림 2〉 http://sgsg.hankyung.com/apps.frm/news.view?nkey=5649&c1=99&c2=13

〈그림 3〉 http://physica.gsnu.ac.kr/phtml/nuclear/nuclearmodel/nuclearmodel/nuclearmodel2.html

〈그림 4〉 https://mirror.enha.kr/wiki

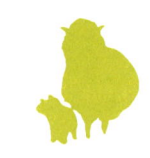